Dr. J. L. Cidón Madrigal

El libro de oro de las dietas
Alimentación, celulitis y obesidad

Colección Fin de Siglo / 36

Dr. J. L. Cidón Madrigal

El libro de oro de las dietas
Alimentación, celulitis y obesidad

EDICIONES TEMAS DE HOY

Colección: FIN DE SIGLO

Paseo de la Castellana, 93. 28046 Madrid
Diseño de cubierta: Bravo Lofish
Fotografía de cubierta: The Image Bank
Primera edición: diciembre de 1992
ISBN: 84-7880-215-0
Depósito legal: M.35.953-1992
Compuesto en Fernández Ciudad, S. L.
Impreso en Grefol, S. A.
Printed in Spain - Impreso en España

INDICE

I. PLAN DE VIDA PARA COMBATIR LA OBESIDAD

La *obesidad* es una afección caracterizada por un sobrepeso debido a un exceso de grasa. Desde esta perspectiva, constituye una de las grandes preocupaciones en los países desarrollados que se cuestionan cómo resolver el problema. No ya sólo por sus consecuencias estéticas, en una sociedad en la que la imagen adquiere un protagonismo cada vez más evidente en el modo de vida, sino por los problemas de salud que esos kilos de más pueden acarrear en la persona.

El sobrepeso supone una ruptura de la armonía vital, tanto física como psíquica. ¿Cuántas obesidades originan depresiones?, ¿cuántas depresiones conducen a obesidades? Desde ese momento, el problema deja de ser puramente estético para colocar al paciente en una situación de riesgo frente a alteraciones metabólicas, cardiovasculares, psicológicas, mecánicas, de hipertensión y de cáncer.

La actitud terapéutica más eficaz no consigue sus objetivos por el hecho de realizar un régimen drástico que, casi siempre, se incumple, acompañado de fármacos anorexígenos, nunca carentes de efectos secundarios.

Lo verdaderamente importante es saber cómo debemos alimentarnos.

La alimentación es el arma principal de la que dispone el médico para restituir el equilibrio perdido. Por esta razón, debe ser un especialista quien ajuste la disminución del contenido calórico de la dieta, así como el aporte necesario que debe hacerse en cuanto a hidratos de carbono, grasas y proteínas. No podemos olvidar tampoco que la dieta correcta es la que combina adecuadamente los alimentos y vigila las cantidades precisas de vitaminas y oligoelementos necesarios para el organismo.

Además de los factores mencionados, la dieta debe ser hipotóxica; es decir, que esté libre de pesticidas, hormonas, fertilizantes y, en lo posible, de aditivos. Por eso, debemos preocuparnos de seleccionar los alimentos que vamos a ingerir y que la cocción de los mismos sea la adecuada.

Un régimen equilibrado debe conseguir que la digestión se realice de manera conveniente. En esta fase hay que considerar dos factores:

1. Efectuar una correcta masticación.
2. Que nuestros órganos se encuentren en óptima disposición para llevarla a cabo, ya que de esto depende la buena asimilación de las sustancias nutritivas de la dieta y la eliminación de las sustancias desechables.

Por esto, habrá que vigilar cómo se comporta el estómago, el hígado, el intestino y hasta la dentadura. Es fundamental observar cómo responde cada engranaje de esa máquina que es el cuerpo humano. En ocasiones, para que cada órgano cumpla con su función, es necesario acudir a técnicas depurativas que sirven para desintoxicar el organismo, ya que inciden en las funciones metabólicas naturales de drenaje. La homeopatía y la fitoterapia son las grandes ayudas que planteamos para solucionar este problema cotidiano.

Una dieta armónica es la mejor manera de corregir un estreñimiento, por poner un ejemplo, sin necesidad de acudir a laxantes. Con ello no se elimina la posibilidad de contar con otros tratamientos, como por ejemplo la colonterapia, desprovistos de efectos secundarios.

La utilización de estas técnicas depurativas puede llegar a ser muy importante, hasta tal punto que nadie hubiera podido relacionar síntomas como jaquecas, dolores articulares, cansancio, y nerviosismo, entre otros, con los malos hábitos alimenticios. Sin embargo, todos estos dolores, poco específicos, pueden tener el origen en una alergia alimentaria que, una vez detectada, puede ser tratada de manera rápida, indolora y sin efectos secundarios. Esto justifica que procedimientos tan actuales como la biorresonancia o la kinesiología holística sean eficaces.

También hay que señalar, dentro de esta breve exposición, que la obesidad y la celulitis ni significan lo mismo ni se combaten de la misma forma. Si bien es cierto que las personas obesas tienen mayor tendencia a la celulitis, también lo es que las personas delgadas pueden acumular igualmente grasa.

Mientras que en la obesidad las células grasas son libres y móviles, en la celulitis se fijan e incrustan en el tejido conjuntivo. Esto significa que hay que abarcar el problema bajo dos perspectivas diferentes:

1. Esos kilos de más, que no son otra cosa que grasa acumulada y que se pueden eliminar con relativa facilidad mediante una dieta.
2. La celulitis, que puede tener su origen en una circulación sanguínea insuficiente, que a su vez provoca una disminución de intercambios entre la sangre y las células, que se sobrecargan de grasa, agua y toxinas, y forman el nódulo celulítico.

La celulitis puede aparecer en cualquier parte del cuerpo, aunque existen zonas preferentes como las caderas, los muslos y las rodillas. El diagnóstico se realiza por distintos métodos como la termografía, la ecografía, la exploración vascular, etc., y la solución que planteamos es la utilización de diferentes métodos combinados. El masaje, la aplicación de ultrasonidos, el láser, la presoterapia, la mesoterapia, la ozonoterapia y la electrolipolisis son algunos de los remedios eficaces. Pero si éstos no logran el objetivo, sería necesario echar mano de la liposucción.

Para combatir la celulitis se aconseja como hábito diario el ejercicio físico. Gracias a una serie de movimientos reiterativos, ajustados a un número de repeticiones e intensidades, el individuo conseguirá una mayor irrigación y tonificación de la zona afectada.

Con todas las pinceladas que hemos expuesto, ya habrán adivinado que con este libro nuestra pretensión es ante todo satisfacer su curiosidad y dar respuesta a sus interrogantes sobre la obesidad. Nuestro único interés es que le sirva de guía y que le sitúe en el conocimiento de unas técnicas que como la acupuntura, la auriculoterapia, la terapia neural, la homeopatía, la fitoterapia, la osteopatía, la organometría funcional y la organoterapia le permitirán alcanzar la armonía psicofuncional y el peso ideal.

En definitiva, además de pasar revista a un problema social y darle adecuadas respuestas al suyo concretamente, apuntaremos también cómo reeducar nuestro organismo para no volver a engordar. Está claro que una alimentación equilibrada será el pilar sobre el que se sustentarán nuestras propuestas. No en vano, la enfermedad tiene un padre distinto y una madre común: la alimentación.

Queremos añadir, que en cuestión de regímenes no existen dietas milagrosas ni remedios infalibles. La solución contra la obesidad exige un esfuerzo individual y un cambio de actitud. Por eso, quien decida adelgazar, debe estar mentalizado para cambiar no sólo sus hábitos alimenticios, sino también los vitales. La recompensa será el logro de ese equilibrio maravilloso llamado salud.

Ante todo, deberíamos conocer cuáles son las dietas que son o no recomendables para evitar la obesidad y, sobre todo, llevar o tener una buena calidad de vida con el equilibrio que necesitamos en nuestro cuerpo.

Para todo esto, conviene dar algunas explicaciones y dedicar la atención al tema de las dietas de moda que más aceptación tienen entre la población que sufre problemas de peso, cuáles son sus ventajas y sus inconvenientes.

Las dietas vegetarianas

Se denomina *vegetariana* a la persona que basa su sistema dietético en alimentos procedentes de vegetales.

Uno de los autores que más ha preconizado las dietas vegetarianas ha sido el doctor Bircher-Benner.

Los vegetarianos deben equilibrar su dieta para evitar carencias alimentarias como las citadas a continuación:

— Las proteínas vegetales no tienen el mismo valor nutritivo que las de origen animal. Por eso, se deben combinar adecuadamente cereales y legumbres.

— Pueden originar carencias de vitamina B_{12} y D, ya que éstas no existen en los vegetales.

La dieta macrobiótica

Forma parte de una filosofía creada a principios de siglo por el japonés Sakurazawa, aplicando la filosofía yin-yang de los alimentos.

No proporciona los requisitos nutritivos adecuados, hasta el punto de que la Asociación Médica Americana la considera muy peligrosa.

El régimen Atkins

Dieta basada en el consumo exclusivo de proteínas y lípidos. Se fundamenta en la imposibilidad de que los lípidos alimentarios se transformen en grasas de reserva sin un aporte de glúcidos, hecho que teóricamente es correcto.

Sin embargo, presenta graves inconvenientes, ya que el consumo masivo de grasas produce un aumento importante del colesterol.

También, al ser un régimen cetogénico, puede provocar una mala excreción del ácido úrico, con el consiguiente riesgo de gota y litiasis.

La dieta de la clínica Mayo

Se basa en un régimen hipocalórico (600-800 calorías) sin imaginación que dura dos semanas, con un consumo de huevos importante (4 a 6 al día) y se excluyen los productos lácteos (carencia cálcica).

Su mayor defecto es que no consigue estabilizar el peso perdido.

Los regímenes de las vecinas

Aunque momentáneamente suelen ser eficaces —lo que les proporciona cierto éxito—, son regímenes muy fantasiosos que no cumplen la mínima norma elemental de fisiología nutricional. Citaremos algunos:

— El régimen en que sólo se consumen pomelos.
— El régimen constituido sólo por pepinos.
— El régimen de Harrop, que se compone de un litro de leche y seis plátanos al día.

Existen muchas dietas que prometen «resultados milagrosos». Otras veces, una amiga nos presenta una fotocopia de una dieta con la que logró adelgazar unos kilos.

Por favor, seamos serios y responsables, poniéndonos en manos de un médico especialista y no juguemos a la ligera con nuestra salud.

Las compatibilidades entre los alimentos

Hay un refrán que dice: «Detrás de la leche, nada eches.» A nadie se le ocurre beber leche con vinagre, ya que el mismo instinto nos dice que resultaría indigesto.

Por eso, desde el punto de vista nutricional, es importante que tengamos en cuenta una serie de consejos dietéticos, respecto a las incompatibilidades alimentarias, aunque éstas se reducen bastante, si no se bebe durante las comidas o se ingiere poca cantidad de uno de los alimentos incompatibles.

Hay que tener presente que una alimentación correcta es mucho más eficaz que una cura adelgazante hecha de penas y sacrificios.

Según los doctores Howard Hay y Ludwig Walb, existe una serie de errores alimentarios que son el origen de muchas enfermedades, entre los que se pueden destacar:

— Consumo excesivo de proteínas y almidones que dejan en el organismo gran cantidad de residuos ácidos, predisponiendo a perturbar su equilibrio si no se neutralizan o eliminan correctamente.

— Consumo desproporcionado de alimentos refinados y desnaturalizados (azúcar refinado, harina blanca...). Tales productos acidifican los humores corporales, ya que su combustión deposita ácido carbónico en la sangre.

— No respetar las incompatibilidades. La digestión del almidón presente en los carbohidratos depende de un fermento existente en la saliva llamado ptialina, cuya acción se desarrolla en presencia de un medio alcalino.

Supongamos que un individuo mezcla en una misma comida: pan, que contiene almidón, o patatas con fruta ácida. En estas circunstancias, se eliminan las condiciones necesarias de alcalinidad para que actúe la ptialina, ya que no puede desarrollar su función para una correcta digestión de los carbohidratos en la boca; y el almidón sin digerir llega al estómago, donde tampoco existe ningún fermento capaz de favorecer la digestión de los hidratos de carbono, pasando éstos al intestino delgado, donde tampoco encuentran las condiciones idóneas para ser digeridos. Por último, debido a las condiciones de humedad y temperatura reinantes, se pueden dar procesos de fermentación con los consiguientes gases intestinales.

Sin embargo, la digestión de las proteínas (carne, pescado, huevos, queso) depende de la acción de la pepsina presente en el jugo gástrico. Como la pepsina sólo actúa en presencia de un medio ácido, incurriremos en un error dietético si en la misma comida se mezclan hidratos de carbono y proteínas, ya que el almidón de la harina necesita un medio básico para su digestión y, por el contrario, las proteínas necesitan un medio ácido. Pero el estómago no puede desarrollar ambos elementos a la vez, ya que ningún líquido puede ser a la vez ácido y básico, al igual que una habitación clara y oscura al mismo tiempo.

Según Hay, la proporción exacta de la nutrición acidificante en relación con la nutrición alcalinizante es de 2/8, es decir, que el 80 por ciento de la alimentación diaria debería estar compuesta por sustancias alcalinizantes, como frutas, verduras y ensaladas. Estas deben consumirse preferiblemente crudas para que mantengan su integridad nutricional y sacien más. El 20 por ciento restante serán productos que posean una elevada concentración de hidratos de carbono (patatas, pan, etc.) o proteínas (carne, pescado, huevos, legumbres, etc.).

Durante una comida hay que consumir un solo tipo de proteína, es decir, carne o pescado, o bien un solo tipo de almidón (patatas o pan). También es aconsejable comer lentamente, masticar bien los alimentos y respetar los intervalos de tres a cuatro horas entre las comidas para que el tubo disgestivo pueda desarrollar su papel autodepurativo. Este tipo de incompatibilidades podemos verlas en el cuadro 1.

Los alimentos situados en el centro de la tabla se consideran neutros y, por tanto, pueden combinarse en una misma comida, tanto con hidratos de carbono como con las proteínas y las frutas ácidas. Conviene evitar los alimentos situados en los extremos; sin embargo, hay que tener presente que si uno de esos alimentos «incompatibles» aparece en pequeña cantidad, apenas se presentarán problemas digestivos.

La alimentación disociada tiene unas cualidades preventivas que influyen favorablemente en el metabolismo y en el sobrepeso.

Combinaciones alimentarias del doctor Shelton

Las combinaciones alimentarias que nos propone el doctor Shelton no son consideraciones puramente teóricas, sino que han sido comprobadas tras una larga expe-

Cuadro 1

LEY DE INCOMPATIBILIDADES SEGUN EL DOCTOR HAY

INCOMPATIBLE

Hidratos de carbono
Harina y cereales
Pan
Arroz
Patatas
Azúcares

Grasas
Aceites
Nata
Mantequilla
Requesón
Queso graso
Yema de huevo
Frutos secos

Proteínas
Carne
Pescado
Leche
Queso fresco
Huevos

Verduras
Judías verdes
Lechuga
Cebolla
Remolacha
Guisantes
Tomates
Pimientos
Acelgas
Espinacas
Pepinos
Apio
Remolacha

Frutas ácidas
Cítricos
Piña
Melón
Frutas de pepitas
o con hueso

COMPATIBLE

COMPATIBLE

riencia. Se basa en la observación de la naturaleza y la fisiología digestiva.

¿Por qué prestar atención a la combinación de los alimentos? ¿Por qué no combinar las comidas indiscriminadamente y comer de cualquier manera?

Los animales comen de una forma muy sencilla. No mezclan carbohidratos con proteínas ni tampoco ácidos con proteínas. El aparato digestivo posee una serie de enzimas que tienen unas limitaciones concretas. Por eso, si no combinamos adecuadamente los alimentos, provocamos grandes trastornos, ya que los alimentos no digeridos provocan putrefacciones que generan toxinas.

Por tanto, una correcta combinación de alimentos no sólo asegura una mejor nutrición como resultado de una mejor digestión, sino que protege contra la acción de las toxinas. Muchas alergias desaparecen cuando se aprende a combinar adecuadamente los alimentos.

A continuación comentaremos una por una, todas las combinaciones posibles.

Combinaciones de ácidos con almidones

Cualquier ácido destruye la ptialina salivar y con esta destrucción la digestión de los almidones queda detenida. Por eso, debemos tomar ácidos y almidones en comidas separadas.

Combinaciones de proteínas con almidones

Son las peores combinaciones, ya que unos impiden la digestión de otros y viceversa. El ambiente ácido que se crea con las proteínas bloquea la digestión de los almidones. Además, con la presencia de almidones en el estómago, se hace muy difícil la digestión de proteínas y llegan al intestino sin la suficiente preparación para ser asimiladas, dando lugar a la formación de sustancias tóxicas.

Combinaciones de proteínas con proteínas

La digestión de dos proteínas distintas hace que el proceso digestivo se modifique para atender a los requerimientos de cada alimento proteico. Por eso, sería un gran error dietético asociar en la misma comida leche y carne, por ejemplo, ya que en el estómago la leche forma una película alrededor de la carne, haciéndola impenetrable a los jugos gástricos. De esta manera, las proteínas pasan al intestino sin la preparación necesaria y allí entran en putrefacción creando un estado de toxemia.

Por tanto, debemos tomar un solo alimento que contenga proteínas en la misma comida.

Combinaciones de ácidos con proteínas

La digestión de las proteínas requiere un jugo gástrico adecuado en cantidad y acidez, y los ácidos de las frutas obstaculizan esta secreción. Por tanto, lo correcto, desde el punto de vista de la fisiología de la digestión, sería tomar las proteínas y los ácidos en comidas separadas.

Combinaciones de grasa con proteínas

La presencia de grasa en el alimento reduce el volumen de secreción gástrica generada por el apetito, retarda la actividad de las glándulas gástricas, rebaja la cantidad de pepsina y de ácido clorhídrico en el jugo gástrico, y puede debilitar el tono gástrico hasta un 50 por ciento. Por tanto, se deben tomar grasas y proteínas en comidas separadas.

Combinaciones de azúcares con almidones

Cuando tomamos azúcares solos, pasan rápidamente del estómago al intestino. Tomados con otros alimentos, permanecen en el estómago hasta que se completa la digestión de los otros alimentos. Como los azúcares tienden a fermentar muy rápidamente, hay peligro de una fermentación ácida.

Muchas personas toman en el desayuno cereales con azúcar, y como consecuencia sufren de acidez de estómago, eructos y dispepsias (malas digestiones).

Por tanto, se deben tomar los almidones y los azúcares en comidas separadas.

Shelton hace otra serie de recomendaciones como:

1. No se deben tomar postres al finalizar la comida. Helados y postres trastornarán la digestión de los otros alimentos. Deben reservarse para el tentempié o la merienda, pero a distancia de las comidas.
2. Respecto a la fruta, el momento ideal para consumirla es siempre lejos de las comidas. Por tanto, hay que considerarlo como una comida en sí misma.
3. Shelton considera que la leche se debe tomar sola, o no tomarla en absoluto, ya que debido a las proteínas y a la grasa que contiene, la leche se combina mal con todos los alimentos.

Como conclusión, podemos decir que los pacientes que practican este tipo de alimentación son numerosos. Destaquemos el caso del famoso cantante griego Demis

Roussos, cuyo libro se basa en las recomendaciones del doctor Shelton. Es peligroso el rechazo que hace de la leche, por las carencias cálcicas que ello puede conllevar.

También es pobre y difícil en combinaciones de alimentos, ya que no quedan muchas posibilidades de combinación.

La dieta del doctor Cidón

Por fin, llega el momento en que debo aconsejar una dieta, que se basará no sólo en la experiencia nutricional, sino también en la formación homeopática.

Desayuno

Ha de ser la mejor comida del día y debe incluir fruta (a ser posible ácida, como la naranja o el pomelo, porque son muy depurativos y ponen en funcionamiento el hígado), proteínas (por ejemplo, jamón, queso) y una taza de café.

Almuerzo

Debe iniciarse con fruta, ya que ésta prepara los jugos gástricos del estómago para una mejor digestión. Por ejemplo, puede iniciarse con una ensalada de frutas.

La comida debe contener un plato de verduras solas o acompañando a carne o pescado, como segundo plato. Es fundamental no mezclar los hidratos de carbono (pan, patatas, espaguetis, etc.) con las proteínas (carne, pescado).

La verdura, sin embargo, como es un elemento regulador, puede tomarse tanto en compañía de hidratos de carbono como de proteínas, pero nunca los tres grupos juntos.

Cena

Para la última comida del día se recomienda un menú constituido por verduras, pescado o huevos, un yogur o algo de queso.

En la cena no se incluye fruta con el fin de evitar los gases que se producen por la fermentación de los azúcares que contiene.

Es aconsejable no tomar nunca en la misma comida dos productos lácteos (leche, queso, yogur), ya que se producen interacciones entre ellos. Es más, lo ideal sería consumir a lo largo del día el mismo alimento lácteo.

Algunas recomendaciones higienico-dietéticas son:

1. No picar entre horas.
2. Utilizar edulcorantes artificiales (aspartamo, sacarina).
3. No abusar del alcohol, el tabaco, el café y las sustancias excesivamente aromáticas, en especial la menta, ya que por su acción quelante pueden neutralizar la acción de determinados medicamentos homeopáticos.
4. Respetar los horarios de sueño.
5. Beber dos litros de agua al día.
6. Hacer ejercicio físico.

A pesar de considerar esta dieta excelente, a veces, el problema de la obesidad no se solucionará exclusivamente haciendo una dieta.

Se entiende así que haya personas que no comiendo demasiado y desarrollando una actividad física intensa, engordan desmesuradamente y de forma incontrolable.

Esto sucede por la influencia que sobre la obesidad tiene el sistema nervioso central.

Por ello, no podemos hablar de obesidad como un problema meramente endocrino, sino más bien neuroendocrinológico. Otras veces, un tránsito intestinal excesivamente lento es el que propicia la aparición de la obesidad.

De ahí la importancia que tiene no sólo la dieta, sino también la utilización de la homeopatía a la hora de sintetizar, matizar e individualizar cada remedio a un individuo concreto, teniendo en cuenta los problemas que afectan al sistema nervioso y al aparato digestivo. Además, la homeopatía es capaz de reequilibrar los problemas endocrinos de la manera más inocua.

Dietas contra el colesterol, bajas en sodio y ricas en potasio

El peligro del colesterol alto en el suero sanguíneo establece un índice de correlación directa con las enfermedades coronarias. Por tanto, para evitar la angina de pecho y el infarto de miocardio, se insiste en la necesidad de mantener unos niveles bajos de colesterol en sangre. Esto se consigue a través de una dieta baja en grasas saturadas o a través de medicamentos que, por diversos caminos, disminuyen esos altos índices de colesterol.

Sin embargo, se ha obviado que una dieta baja en sal podría ser la solución. Mientras los cardiólogos se limitan a aconsejar al enfermo que evite sazonar los alimentos que ingiere, no se han preocupado hasta ahora de enseñar a sus pacientes qué alimentos son ricos en sodio (sal). Esto justifica que sean muchas las personas que habitualmente degluyen grandes cantidades de sodio en los alimentos, porque desconocen qué componentes tienen éstos (véanse cuadros 2 y 3).

Cuadro 2

ALIMENTOS PERMITIDOS (EN RELACION CON EL COLESTEROL)			
Alimento	Ración diaria	Alimento	Ración diaria
Arroz Sopa de pastas Sopa de verduras	Un plato de cualquiera de ellos	Calabacines Zanahorias Lechugas Patatas Habas Lentejas Coliflor Acelgas Repollo Pepino Alcachofa Nabos Garbanzos Rábanos Tomate	Un plato de una o varias de las mencionadas
Leche	Dos vasos		
Yema de huevo (sin clara)	Dos		
Pan sin sal (tostado)	Seis piezas		
Galletas María	Diez piezas		
Pollo Carne de vaca Carne de cerdo Cordero Ternera Merluza Pescadilla Mero	150 gr de cualquiera de ellos	Chile Limón Cebolla Ajo Perejil Yerbabuena Canela Vinagre	Para condimentar al gusto
Jugo de naranjas toronja, pomelo, tomate, limón	Tres vasos o más	Aceite de oliva	Mínima cantidad para freír
Frutas frescas	Al gusto		
Ciruela para compota, mermelada hecha en casa	Dos veces al día		

Cuadro 3

<table>
<tr><th colspan="2">ALIMENTOS PROHIBIDOS
(EN RELACION CON EL COLESTEROL)</th></tr>
<tr><td>

Panadería y repostería
Pan de cualquier tipo
Pasteles
Galletas, a excepción de la «María»

Productos lácteos y derivados
Clara de huevo
Queso
Requesón
Natas
Cremas
Mantequilla salada
Flanes
Chocolate
Gelatina

Pescados y mariscos
Ostras
Camarones
Camarones o quisquillas
Sardinas
Anchoas
Angulas
Pulpo
Bacalao
En general, todos los mariscos

Derivados del cerdo u otras carnes
Chorizo
Salchichón
Jamón

</td><td>

Cualquier tipo de alimento
Envasado en frasco, botella o lata

Bebidas
Agua mineral
Cerveza
Cualquier tipo de licor y vinos, a excepción del vino tinto

Frutos secos
Cacahuetes
Nueces
Pasas

Verduras
Apio
Espinacas

Sales
Bicarbonato sódico
Sales digestivas
Sales de mesa, a excepción de Dietisal

Frutas
Frutas cubiertas o enlatadas

Cereales
Corn Flakes, Knipies, All bran, Hot balses, Waffles

Caldos y consomés

</td></tr>
</table>

Por eso, hay que poner énfasis en que el sodio está considerado como un modulador negativo del metabolismo celular cuando consigue aumentar la concentración intracelular. Valga como ejemplo de esta agresión celular la aparición del infarto agudo de miocardio, aunque no se producirá si no se aumenta de manera relevante la concentración de sodio y calcio. Esto mismo sucede con la célula cancerosa en la que se ha demostrado que aumentan estos cationes. Se ha estudiado que en algunos lugares donde las personas ingieren bajas cantidades de sal, entre 1-3 gr/día, no existe la hipertensión arterial esencial. En Kenia y en Uganda, un grupo de médicos ingleses, Thowell y sus colaboradores, no encontraron en la tribu Kikuyu, una población de 3.000.000 de habitantes, ni un solo caso de hipertensión. Por su parte, el doctor Pint, patólogo del mismo grupo de médicos, estudió mil casos *post morten,* y tampoco le apareció un solo enfermo con coronariopatía.

Aunque sería conveniente continuar investigando, se puede decir que una dieta pobre en sal produce una sorprendente disminución del colesterol y de los triglicéridos, a pesar de que en dicha dieta se consuma una importante cantidad de grasas. Al mejorar el metabolismo celular, por disminución del modulador negativo del sodio y por aumento del modulador positivo del potasio, las grasas se queman en el «horno metabólico» que ofrece la energía libre que almacena.

II. LA OBESIDAD

¿QUÉ ES LA OBESIDAD?

La *obesidad* es una enfermedad caracterizada por un exceso de peso, debido a un sobrante de grasa. Los adipocitos (células grasas del organismo) aumentan de tamaño y/o de número, y da como resultado una disminución de la calidad de vida y de la salud de quienes la padecen, además del problema estético que plantea y que, en muchas ocasiones, deriva en trastornos psíquicos.

Se puede decir que una mujer de 160 cm de estatura y de 70 kg de peso es obesa, pero podría serlo igualmente con 56 kilos, ya que, aunque éste sería un peso teóricamente proporcional con su estatura, hay que tener en cuenta el factor cualitativo además del cuantitativo; es decir, la forma en la que está distribuida esa grasa. Por tanto, podemos decir que la obesidad es una cuestión de armonía.

Los obesos son, por lo general, personas angustiadas por su problema, algo que hace más difícil hacer frente a una solución. Las personas con exceso de grasa prefieren ponerse excusas para retrasar el inicio de una dieta o un tratamiento. Cuántas veces hemos escuchado al obeso decir: «Después de las Navidades empezaré a ponerme a régimen», «Cuando llegue la primavera adelgazaré», afirmaciones que viene repitiendo a lo largo de los años, sin llegar a poner nunca un remedio definitivo. Es común oír que la gordura es congénita y que un tratamiento no vale la pena, ya que los kilos perdidos durante su seguimiento se vuelven a recuperar una vez terminado. Esto es erróneo puesto que nos encontramos con una patología totalmente corregible.

Cualquier programa dietético requiere un fuerte esfuerzo. El obeso lo sabe y teme no tener la suficiente fuerza de voluntad y, por consiguiente, un posible fracaso. Por esa razón, recurre a las soluciones rápidas, las pastillas «mágicas» o los utópicos tratamientos sin dieta.

Si usted es obeso, tenga siempre presente que para adelgazar se necesita motivación (si no la tiene no comience, fracasará) y voluntad (con voluntad, mil recursos; sin voluntad, mil excusas).

Causas de la obesidad

Los múltiples trucos, de los que se ha hablado y escrito tanto para rebajar peso, no responden en ninguna medida a la realidad, porque la obesidad no obedece a una sola causa. El obeso ha llegado a ese extremo generalmente por múltiples factores que van desde la herencia (obesidad hiperplástica, obesidad congénita) a toda una serie de circunstancias que pueden irle arrastrando hacia el exceso de peso a lo largo de la vida (obesidad adquirida o hipertrófica).

Las obesidades adquiridas dependen fundamentalmente de:

1. Desequilibrios hormonales; pequeñas alteraciones endocrinas, sobre todo del eje hipotalámico, el tiroides y el páncreas.

2. Malos hábitos; sedentarismo, estrés, abuso de alcohol y azúcares, comer rápido y la ingestión de forma desequilibrada de alimentos en cantidad o calidad.

El tejido adiposo está formado por 25.000 millones de adipocitos (células grasas). Este número es más o menos constante en el individuo normal, pero puede aumentar por una multiplicación excesiva en el primer año de vida (*obesidad hiperplásica*) o también puede crecer el volumen del adipocito (*obesidad hipertrófica* o *adquirida*). Se puede luchar contra el aumento del volumen de los adipocitos, pero no contra el número de adipocitos. ¿Por qué? Porque el número de adipocitos se establece en el transcurso del primer año de vida. Por ello, es importantísimo cuidar bien la alimentación del niño durante este período, ya que el programa celular va a quedar establecido para toda la vida.

Es muy importante tener mucho cuidado con la alimentación del bebé durante los primeros doce meses de vida y descartar la creencia generalizada de muchas madres de que el niño más sano es el más gordito.

La obesidad se constituye bajo un conjunto de condiciones cuyo elemento fundamental será el exceso de aportación calórica con arreglo a las necesidades del organismo. Se cree que en el organismo humano existe un centro llamado *set point* o punto de regulación, que actúa como termostato del peso, y que en los obesos suele estar alterado. Esto explica el hecho de que muchas personas con sobrepeso, que siguen comiendo la misma cantidad/calidad de alimentos, lleguen a un punto en que no engordan más. No es probable llegar al peso máximo en el primer engorde, sino que éste se alcanza en momentos sucesivos y, generalmente, se estabiliza antes de los cincuenta años.

Cuando se adelgaza y luego se vuelve a engordar, este centro se altera, provocando lo que se llama «efecto rebote», fenómeno que también aparece cuando se adelgaza demasiado (por debajo del peso normal) o cuando para rebajar peso se utilizan ciertas drogas (anfetaminas).

El centro de control del *set point* está regulado por el hipotálamo (situado en la base del cerebro), verdadero regulador de la obesidad.

La falta de actividad física hace que el mecanismo regulador del *set point* sea menos efectivo.

La grasa en el organismo

El tejido adiposo es un constituyente normal del cuerpo humano, con importantes funciones de reserva de energía que el organismo utiliza cuando lo necesita. También es un aislante térmico y un amortiguador del cuerpo.

Normalmente, una persona debe tener entre un 15-20 por ciento de grasa. De esta forma, un hombre de 70 kg tiene entre 11-14 kg de grasa.

¿Qué es la armonía?

1. La armonía del cuerpo femenino proporcionado responde a las constantes siguientes:

El contorno de pelvis no debe rebasar más de 5 cm, el contorno de pecho y el de cintura tiene que ser de 30 cm inferior al de la cadera (véase figura 1).

La fórmula morfológica es:

Contorno de pelvis=contorno de pecho+5=contorno de cintura+30=raíz del muslo+40.

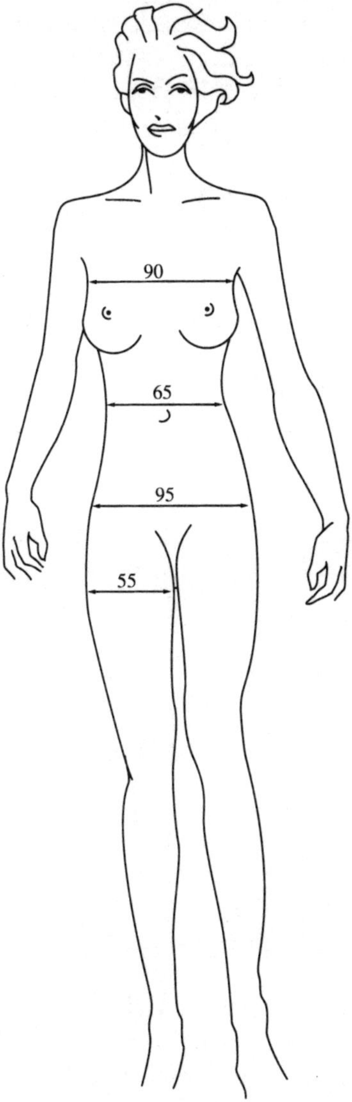

FIG. 1. *Medidas antropométricas normales de la mujer.*

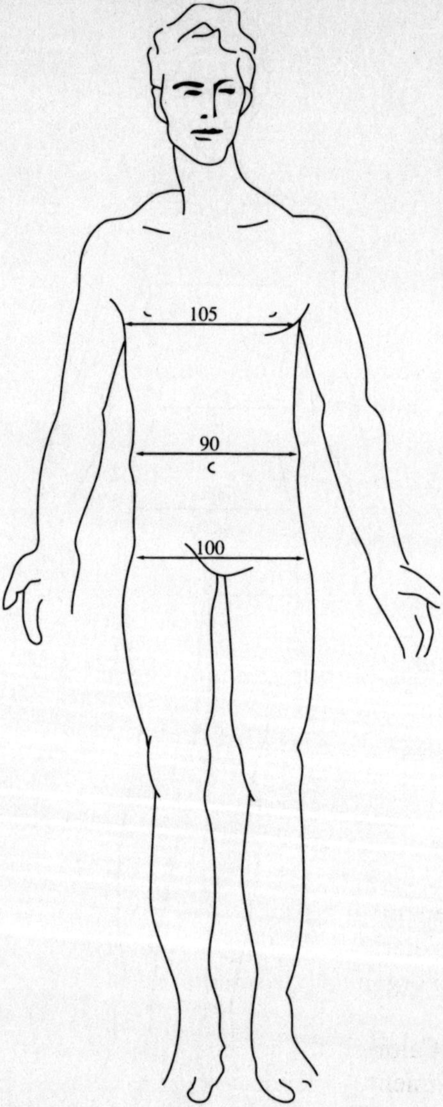

FIG. 2. *Medidas antropométricas normales del hombre.*

Si la mujer ha tenido embarazos, es conveniente ajustar a estas medidas antropométricas 1 cm por embarazo, debido a la distensión abdominal que producen.

2. La armonía del cuerpo masculino normal responde a las constantes siguientes:

El contorno de pecho debe ser superior en 15 cm al de la cintura y éste superior al de la cadera en 10 cm (véase figura 2).

La fórmula morfológica es:

Contorno de pecho=contorno de cadera+5=contorno de cintura+15.

De este modo, un hombre que presenta un contorno de pecho de 105 cm tiene normalmente un contorno de cintura de 90 cm y uno de cadera de 100 cm.

En la mujer, muchas veces la pelvis es más estrecha y en el hombre el desarrollo muscular torácico amplía la medida sin que exista una sobrecarga de grasa. Por eso, es conveniente confirmar la medida con una cuidadosa observación, porque, aunque varíen, las proporciones son siempre las mismas. Nuestra herramienta de trabajo debe ser el centímetro y no la báscula.

Las calorías

Sirven para asegurar los gastos de las necesidades calóricas diarias.

En el organismo la alimentación se descompone en:

1. Calorías. En cantidad proporcional a la calidad de los alimentos, siendo mayor si se consumen grasas o hidratos de carbono.
2. Desperdicios. Se eliminan a través de las heces, la orina, el sudor y el vapor de agua por la respiración,

en proporciones variables, según la naturaleza de la alimentación pero en peso proporcional al de los alimentos consumidos.

El organismo utiliza las calorías:

— Para la actividad muscular.
— En el funcionamiento de los órganos internos. (En la digestión de una comida se gastan aproximadamente 100 calorías.)
— En la regulación de la temperatura corporal (mantienen la temperatura del cuerpo a 37° C). Por cada 9 000 calorías no utilizadas por el organismo, se genera un kg de grasa acumulada.

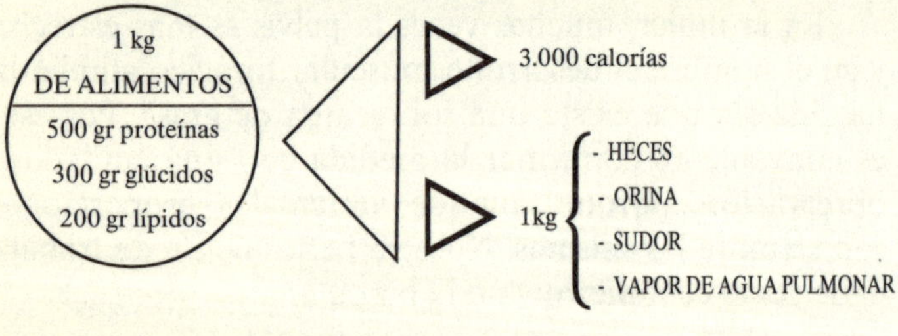

Reglas de oro de la obesidad

1. La obesidad nace y evoluciona según las causas que provocan ese exceso de peso. De ahí la importancia del interrogatorio cronológico, es interesante conocer los antecedentes o las circunstancias que han presidido la instauración de la obesidad y su agravamiento.

2. La obesidad se dispone sobre el cuerpo, según las causas que la provocan. Por este motivo, es importante para el médico la inspección minuciosa (densidad, color, localización), así como comparar las medidas que tiene el obeso con los esquemas normales.

Como hemos visto en el gráfico, cualquier circunstancia, tanto psicológica como fisiológica, puede ser un factor desencadenante.

Fisiológica. Menopausia, embarazo, enfermedades.

Psicológica. El estrés, la ansiedad, etc., pueden actuar como la chispa que enciende la mecha de una obesidad que ya estaba presente en el individuo, aunque de forma latente.

Los fármacos como causa de obesidad

En ocasiones, el consumo de ciertos fármacos como los anticonceptivos, las hormonas, los psicofármacos y los betabloqueantes pueden favorecer el aumento de peso.

Predisposición hereditaria a la obesidad

Con padres obesos: 80 % probabilidades hijo obeso.

Con padre o madre obeso: 50 % probabilidades hijo obeso.

Con padres delgados: 18 % probabilidades hijo obeso.

EL PESO IDEAL

El *peso ideal* es el peso que corresponde a la forma del cuerpo más próxima posible a la forma armoniosa:

1. Si el individuo ha sido anteriormente proporcionado:

— En la mujer, conviene ajustar el peso de normalidad anterior teniendo en cuenta el aumento de un kilogramo por cada diez años, y por cada embarazo.

Por ejemplo, una mujer que pesaba 56 kg al comienzo de su primer embarazo a los veintiún años, y que actualmente pesa 74 kg con cuarenta años y después de haber dado a luz tres hijos más deberá pesar:

56 kg+2 (uno por cada diez años)+4 (embarazos)=62 kg.

— En el hombre, conviene ajustar el peso de normalidad anterior a razón de un kilogramo por cada cinco años.

De esta forma, un joven que pesaba 76 kg a los veinte años, deberá pesar a los cuarenta y cinco años:

76 kg+5 (5 kg por cada cinco años)=81 kg.

2. Si el individuo nunca ha tenido un peso proporcionado, nos podemos encontrar con:

— *Obesidad generalizada.* En estos casos, un exceso de un centímetro por medida de pecho, cintura y cadera, corresponde a un kg de peso.

— *Obesidad localizada.* Un exceso de dos centímetros en la medida normal antropométrica corresponde a un kilogramo de peso.

DETERMINACIÓN DE LA COMPLEXIÓN FÍSICA SEGÚN LA MEDIDA DE LA MUÑECA

Para ello se mide con una cinta métrica la muñeca y los centímetros resultantes se trasladan directamente a la tabla.

En los hombres se debe restar 1,5 cm a la medida obtenida (véase figura 3).

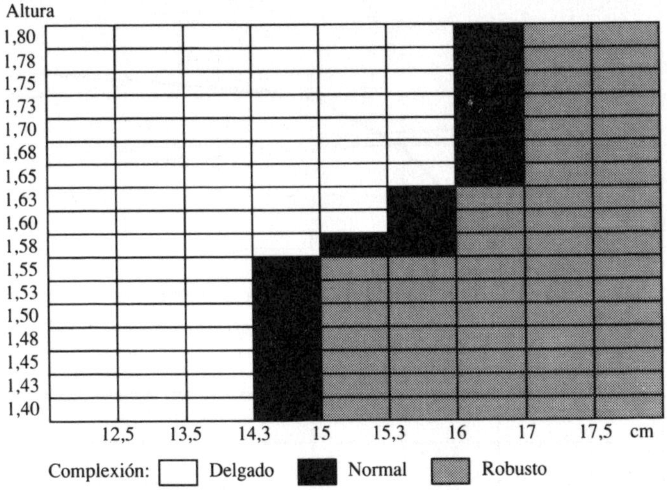

FIG. 3. *Complexión física, según la medida de la muñeca.*

CLASIFICACIÓN MORFOLÓGICA DE LAS OBESIDADES

Hay un principio base que no debemos olvidar: el equilibrio condiciona la armonía. Por este motivo la obesidad es un síndrome caracterizado por desequilibrios en planos diversos, y el objetivo terapéutico de la medicina es el reequilibrio en todos los niveles, para recobrar la armonía perdida y no hacerle perder de una manera absoluta su peso (véanse figuras 4-7).

Obesidad alimentaria

Se desarrolla progresivamente a partir del momento en que el individuo come más, tanto en calidad como en cantidad. Es una grasa densa, dura, localizada espe-

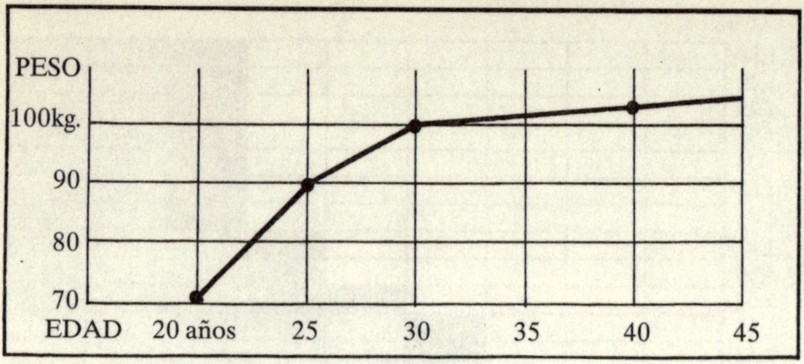

FIG. 4. *Evolución progresiva (obesidad alimentaria del hombre).*

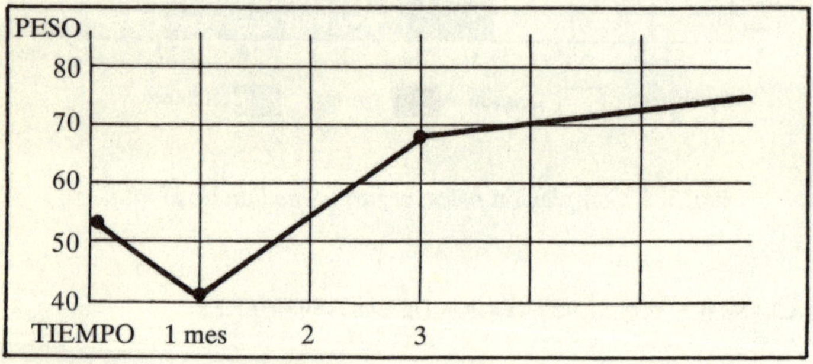

FIG. 5. *Evolución brutal (shock afectivo).*

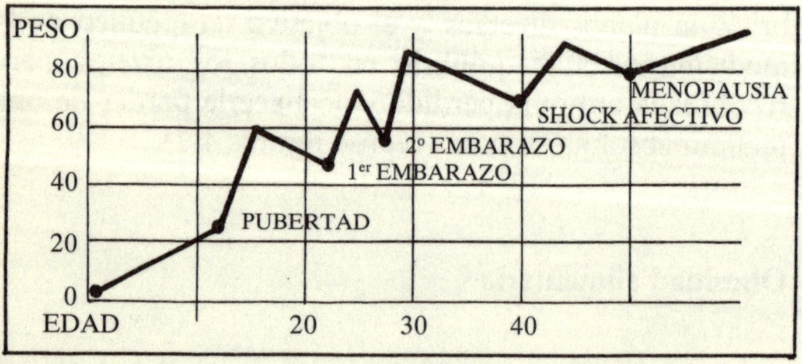

FIG. 6. *Evolución por subidas sucesivas (obesidad hereditaria femenina).*

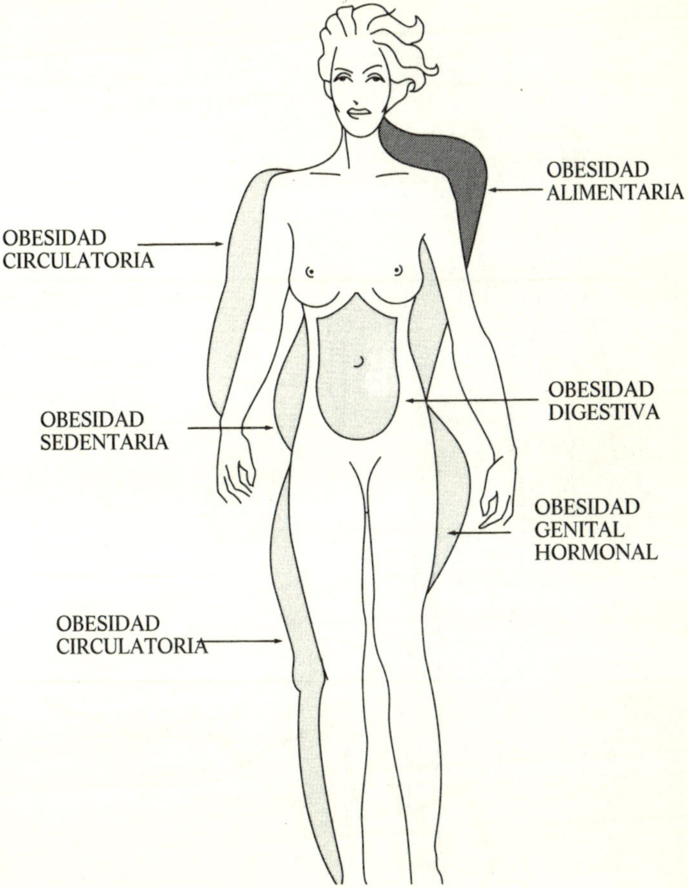

FIG. 7. *Localización morfológica de las obesidades.*

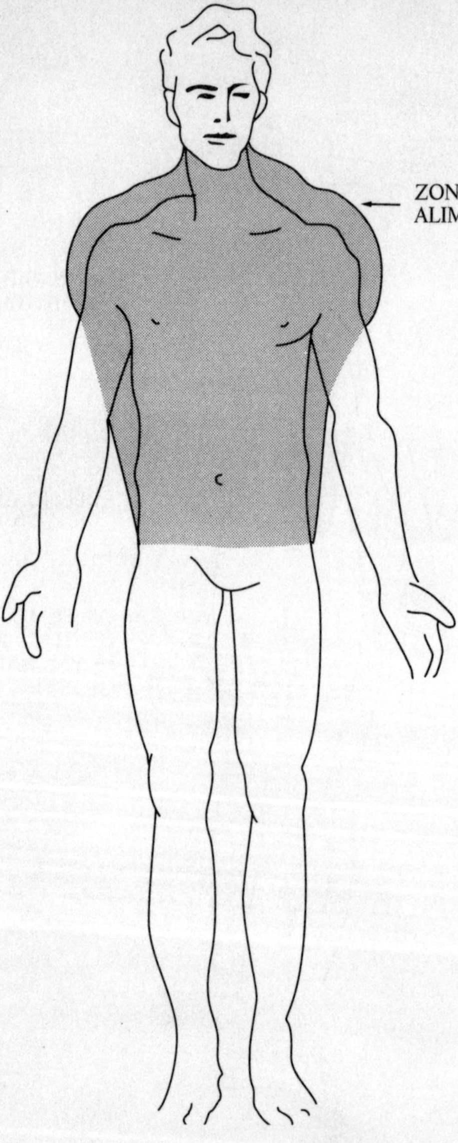

FIG. 8. *Obesidad alimentaria en el hombre.*

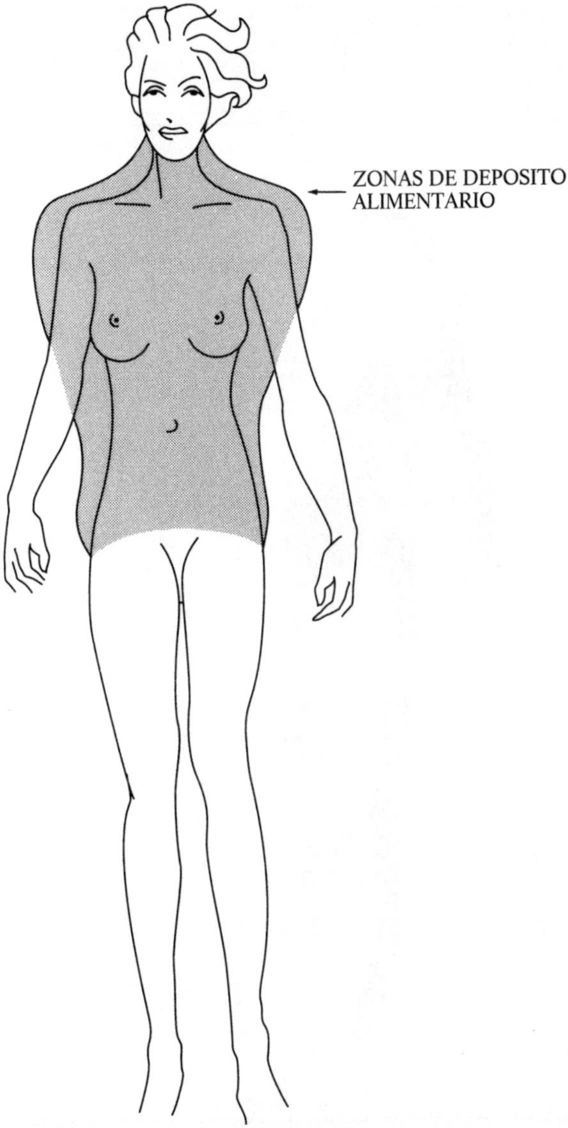

FIG. 9. *Obesidad alimentaria en la mujer.*

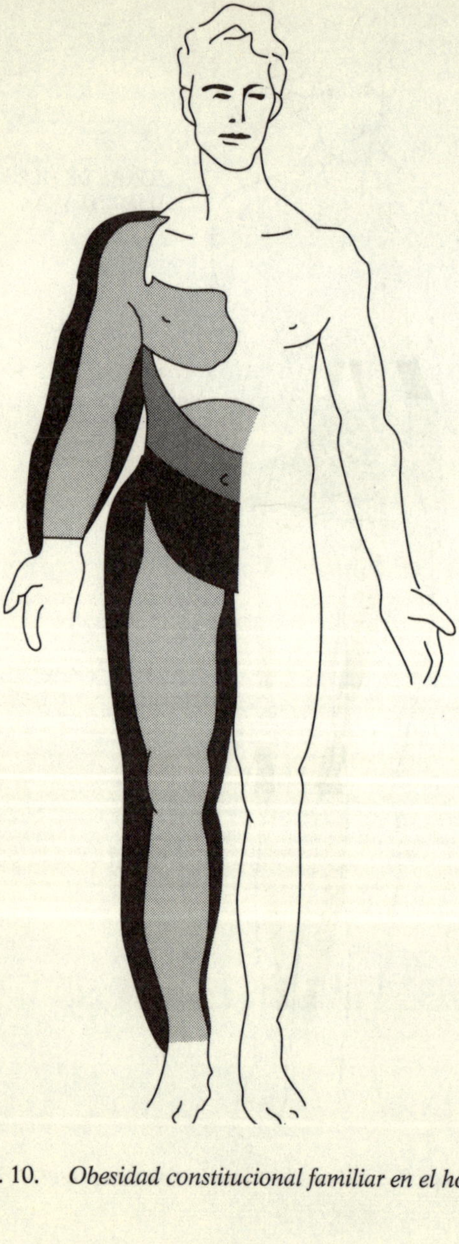

FIG. 10. *Obesidad constitucional familiar en el hombre.*

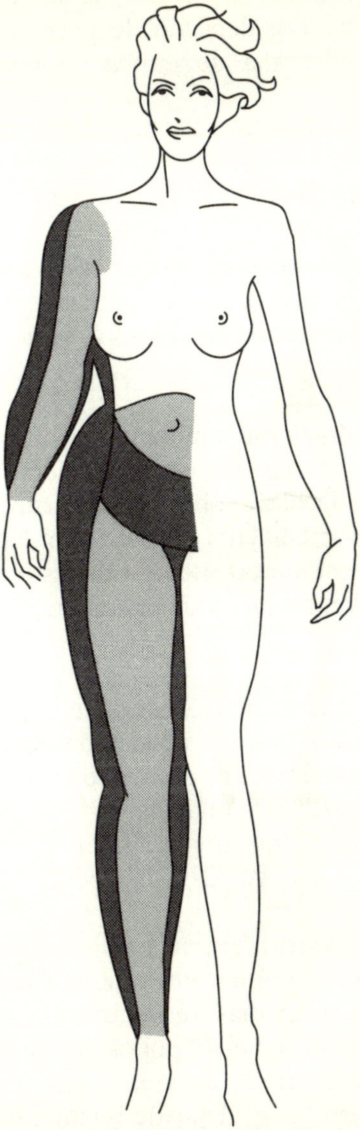

FIG. 11. *Obesidad constitucional familiar en la mujer.*

cialmente sobre la cara, el cuello y el tórax. Como signo característico aparece depósito de grasa sobre la zona cervicodorsal en forma de joroba de bisonte (véanse figuras 8 y 9).

Obesidad combustiva

Aparece en personas en las que la alimentación calórica es normal y, a menudo, inferior a lo normal, pero hay demasiado aporte de glúcidos y lípidos.

Obesidad constitucional familiar

La grasa se localiza sobre la parte superior externa de las nalgas. Normalmente obedece a un factor genético y siempre existen antecedentes familiares (véanse figuras 10 y 11). Las circunstancias de aparición y agravamiento son:

— Una sobrealimentación durante la primera infancia, lo cual origina una obesidad hiperplásica; es decir, por aumento del número de adipocitos.

— Enfermedad de la infancia.

— Intervención quirúrgica antes de la pubertad (extirpación de las amígdalas o del apéndice).

— Pubertad.

— Perturbaciones afectivas y emocionales.

— Después del primer embarazo y sucesivos embarazos. Esta es la causa más frecuente en la mujer, aparece aproximadamente en el 40 por ciento de los casos.

— Cambios de ritmo de vida —matrimonio, abandono del ejercicio físico, dejar de fumar... Estas circunstancias son las causantes de la obesidad en el 55 por ciento de los hombres.

Obesidad prediabética

Su comienzo aparece asociado con la diabetes. Se acompaña de trastornos digestivos de tipo pancreático (hinchazón y somnolencia después de comer). Existen siempre antecedentes familiares, y las circunstancias de aparición o agravamiento son:

— Después de intervenciones quirúrgicas, enfermedades o accidentes.
— Tras la menopausia o la andropausia.

Obesidad constitucional

La padecen individuos aparentemente no predispuestos, o como consecuencia de adelgazamientos que pueden ser: voluntarios (cura de adelgazamientos inoportunos), involuntarios (intervención quirúrgica, enfermedades que necesitan llevar un régimen severo, depresión con anorexia).

En las obesidades constitucionales, el organismo se intenta defender contra las dietas hipocalóricas. Así, una persona que consume habitualmente 2.000 calorías al día y es sometido a un régimen de 1.000, en un mes neutraliza los efectos del régimen. De lo que se deduce la ineficacia progresiva de las dietas «bajas en calorías» (véase figura 12).

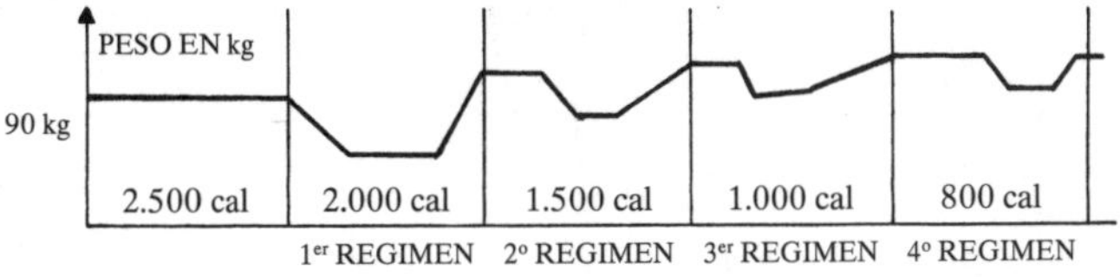

FIG. 12. *Curva en la que se muestra que las dietas hipocalóricas sucesivas acaban por crear una resistencia al adelgazamiento.*

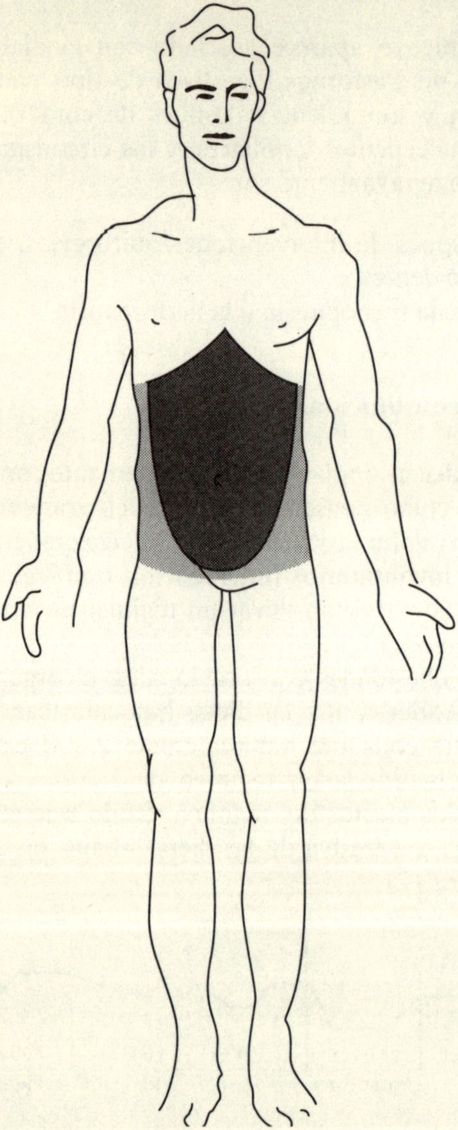

FIG. 13. *Obesidad abdominal en el hombre.*

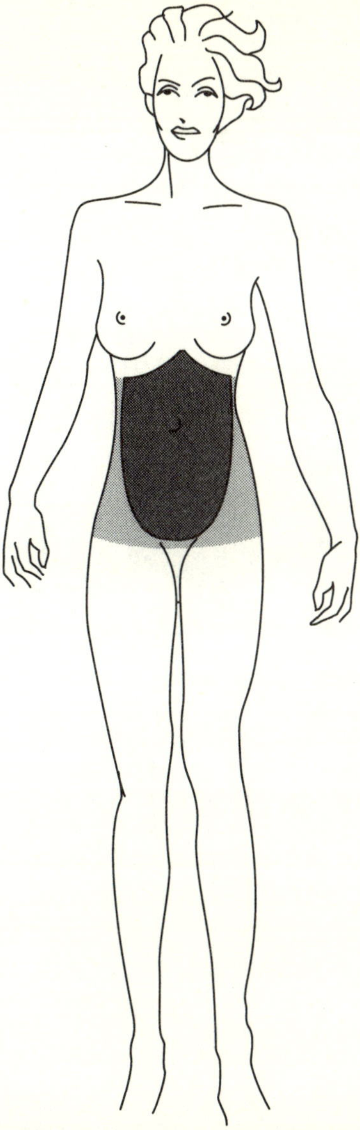

FIG. 14. *Obesidad abdominal en la mujer.*

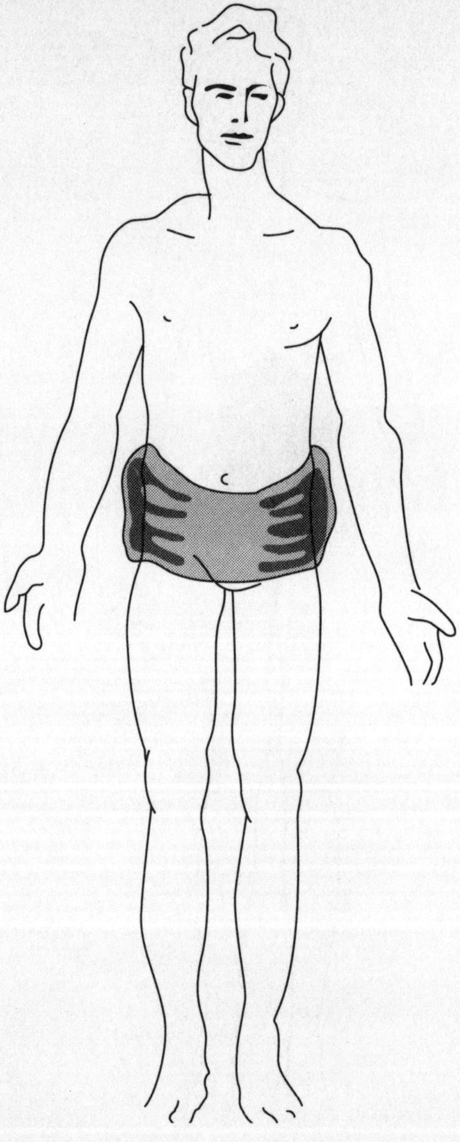

FIG. 15. *Obesidad sedentaria.*

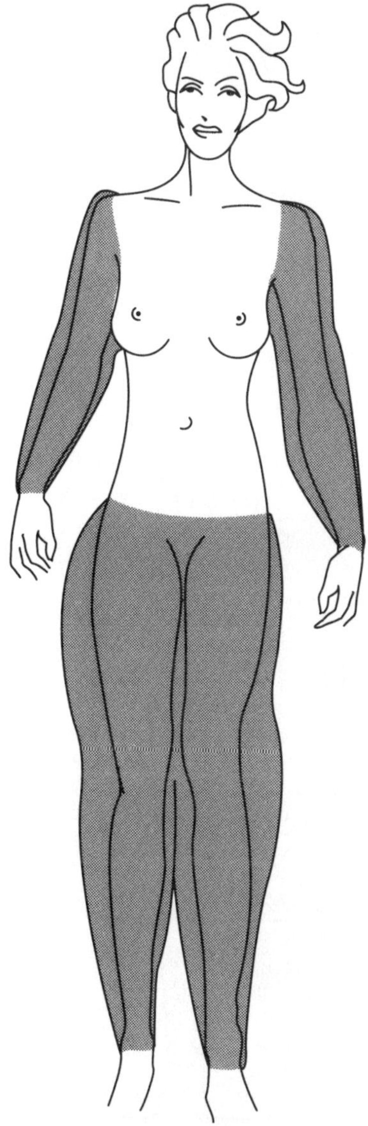

FIG. 16. *Obesidad circulatoria capilar.*

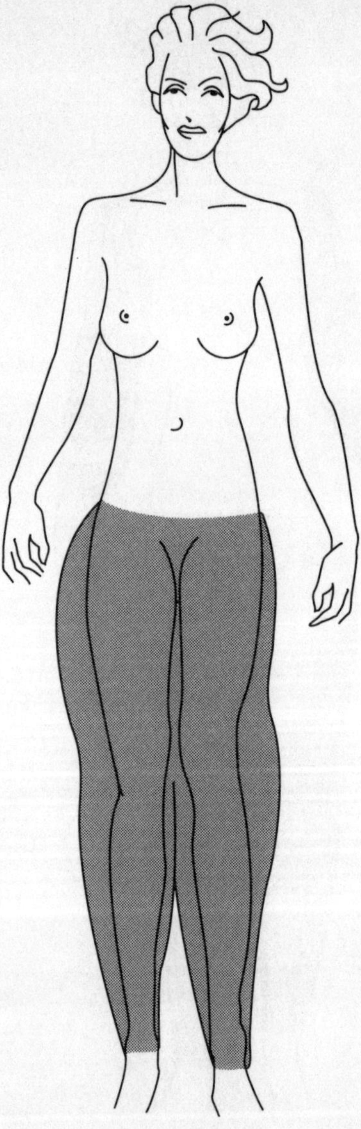

Fig. 17. *Obesidad circulatoria venosa.*

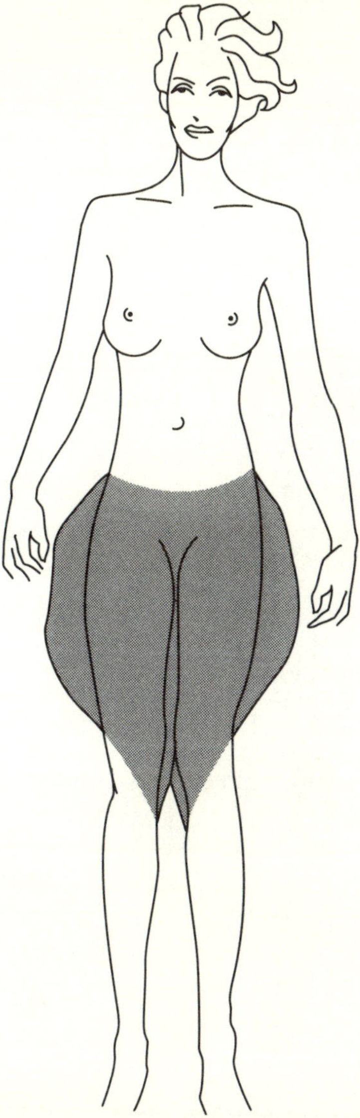

FIG. 18. *Obesidad genital de la mujer.*

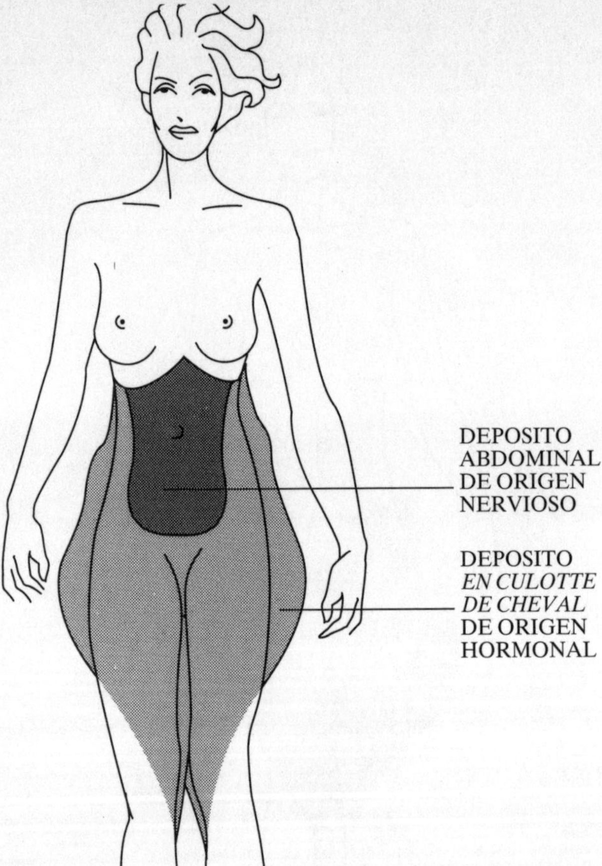

FIG. 19. *Obesidad asociada.*

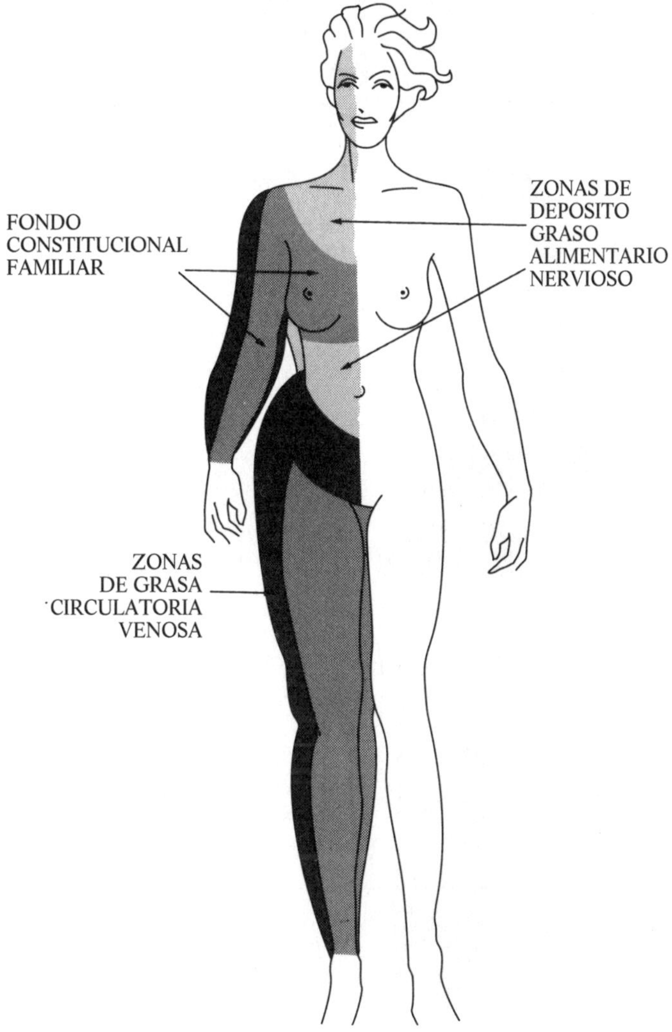

FIG. 20. *Obesidad complicada en la mujer.*

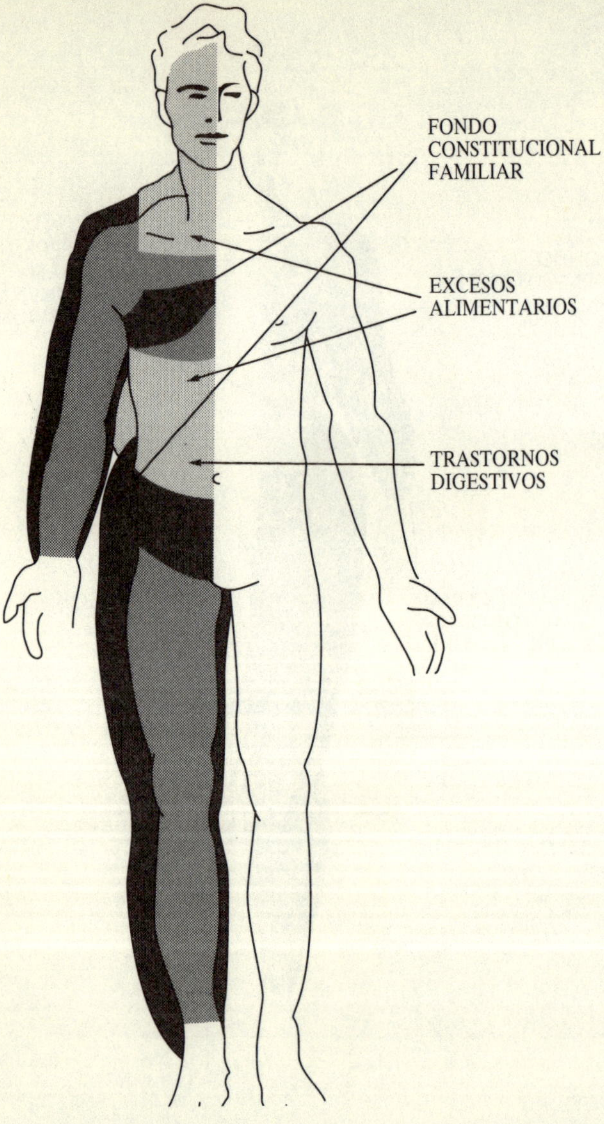

FIG. 21. *Obesidad complicada en el hombre. Una obesidad instaurada crea las condiciones idóneas de asociación de otras.*

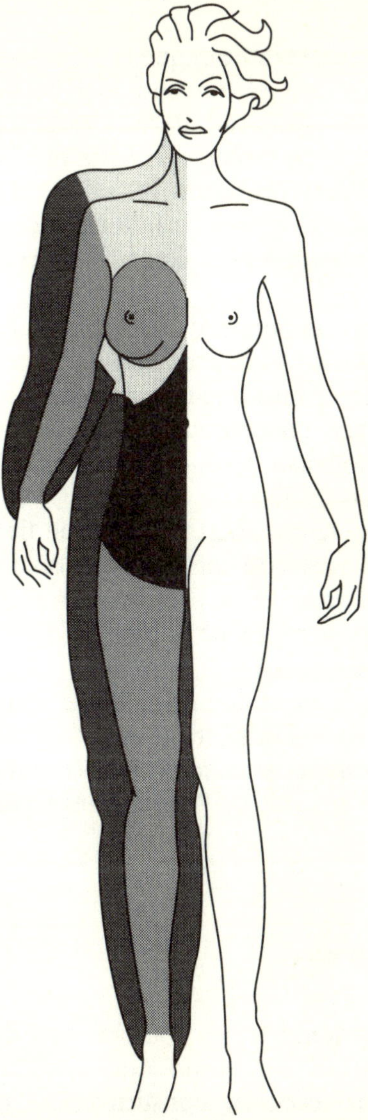

FIG. 22. *Obesidad psicosomática hipotalámica.*

Obesidad abdominal

Estudios recientes indican que la obesidad abdominal está relacionada con el aumento del riesgo de padecer enfermedades cardiovasculares. Un sobrepeso del 15 por ciento respecto al peso ideal, según la edad y el sexo, constituye un claro problema de salud, especialmente cuando los depósitos grasos están localizados en la zona abdominal, la comúnmente llamada «curva de la felicidad».

En el hombre, la obesidad abdominal o digestiva aparece en individuos alcohólicos con daño en la función hepática. Los casos más frecuentes tienen su raíz en una ligera insuficiencia pancreática, manifestándose con hinchazón y somnolencia después de comer, además de la intolerancia a las féculas.

En la mujer se manifiesta en las que tienen estreñimiento crónico agravado con el uso abusivo de laxantes. También puede aparecer en personas con colitis provocadas por el abuso de regímenes a base de legumbres verdes y *crudités* (véase figura 14).

Otra forma de expresión de la obesidad abdominal es la de tipo nervioso. Causa trastornos digestivos diversos inducidos por estados emocionales, tales como sensación de constricción a nivel del pecho, taquicardias, cólicos espasmódicos, náuseas, gastritis, etc.

Obesidad sedentaria

Es más corriente en el hombre. Los depósitos de grasa se localizan de forma muy característica por encima de las caderas constituyendo los clásicos «michelines».

La falta de ejercicio y el sedentarismo inherente a

ciertas profesiones son las causas más habituales (véase figura 15).

Obesidad circulatoria

Es exclusiva del sexo femenino y tiene como signo característico que la grasa aparece en forma de bota. Hay que distinguir tres tipos:

Capilar. La localización de la grasa aparece en brazos y piernas, siendo una grasa dura de color violáceo. Se da en mujeres con antecedentes de sabañones en la pubertad y que soportan mejor el verano que el invierno (véase figura 16).

Venosa. La grasa se deposita en piernas, adoptando una coloración azulada. Comienza a ser perceptible después de la pubertad y se agrava progresivamente con los embarazos (véase figura 17).

Linfática. Se manifiesta en forma de infiltración dura, lisa, brillante y adherente. Probablemente está ligada a malformaciones de los vasos linfáticos. Las mujeres que padecen este tipo de obesidad son insensibles a los cambios de temperatura.

Obesidad genital de la mujer

Conocida popularmente con el nombre de «culotte de cheval», en este caso la grasa se localiza a nivel de la cadera (cresta ilíaca superior) y continúa por la cara interna del muslo hasta la rodilla.

Se acompaña siempre de perturbaciones hormonales de la regla. La utilización inapropiada de píldoras contraceptivas puede provocar también este tipo de obesidad, tan frecuente hoy día en chicas jóvenes. De igual forma, los estados emocionales pueden condicionar su aparición (véase figura 18).

LAS OBESIDADES MIXTAS

Obesidades asociadas

En este caso todas las condiciones son posibles. Por ejemplo, en el hombre, puede ser la asociación de una obesidad sedentaria con una obesidad digestiva. En la mujer, la de la obesidad abdominal creada por un extreñimiento crónico y la obesidad genital de tipo hormonal (véase figura 19).

Obesidades complicadas

Surgen cuando una obesidad instaurada crea las condiciones adecuadas para que aparezca otra. Por ejemplo, una mujer que tiene una obesidad genital y crea las condiciones idóneas para desarrollar una obesidad circulatoria de los miembros inferiores (véanse figuras 20 y 21).

Obesidad psicosomática hipotalámica

Es una obesidad monstruosa en la que la sobrecarga media es superior a 30 kg. El agente causal es un gran *shock* afectivo o emocional (véase figura 22).

CONSECUENCIAS DE LA OBESIDAD

Los riesgos de la obesidad comienzan cuando hay un sobrepeso de grasa por encima del 15-20 por ciento. Hasta este porcentaje se trata de un problema estético, y por encima de él, de un trastorno médico.

La obesidad, considerada un problema de salud

pública en los países industrializados, disminuye la calidad de vida y es un importante factor de riesgo en el desarrollo de enfermedades:

Cáncer. Según los trabajos científicos realizados por la Sociedad Americana de Cáncer, existe una gran incidencia de procesos cancerosos en individuos cuyo sobrepeso supera el 40 por ciento.

Hipertensión. Existe, sin duda, una estrecha relación entre la obesidad y la hipertensión arterial, que está más claramente asociada con ciertos tipos de obesos. Por eso, en las obesidades abdominales la incidencia de hipertensión es más alta, así como otras complicaciones metabólicas.

También existe una predisposición del obeso a la trombosis por aumento de la coagulabilidad de la sangre.

Problemas respiratorios. La acumulación de grasa en la pared torácica produce una disminución de la capacidad respiratoria, y es frecuente la aparición de disnea (dificultad en la respiración).

Cálculos biliares. En los obesos, la bilis contiene más colesterol de lo normal y condiciona la aparición de cálculos.

Alteraciones cardiovasculares. Las personas con exceso de peso presentan una mayor infiltración de grasa a nivel del miocardio originando una sobrecarga cardíaca que puede desencadenar una cardiopatía. En otros casos, las placas ateromatosas provenientes del aumento del colesterol se depositan en las arterias coronarias y pueden llegar a provocar infartos.

Diabetes. La obesidad ha sido considerada la causa más importante en el desarrollo de la diabetes. Normalmente, un sobrepeso precede a la diabetes en el 80 por ciento de los casos.

Alteraciones metabólicas. Los obesos tienen una predisposición a tener elevados los niveles de colesterol y triglicéridos, que son factores de riesgo de enfermedades cardiovasculares. También es muy importante la incidencia de obesidad y gota.

Alteraciones mecánicas. Como consecuencia del peso que tienen que soportar las articulaciones de personas obesas, es frecuente la aparición de artrosis, enfermedades de columna...

Alteraciones psicológicas. El individuo puede tener depresiones al verse obeso, dificultades sexuales, así como sentimiento de inferioridad.

Es necesario tener en cuenta que la alimentación está directamente relacionada con el origen de casi la totalidad de las enfermedades.

III. LA CELULITIS

La *celulitis* es una manifestación externa de un desorden en la fisiología del tejido conectivo que está bajo la piel y afecta a determinadas zonas del cuerpo.

Se manifiesta casi exclusivamente en el sexo femenino y es el problema estético que más preocupa a las mujeres, porque ocho de cada diez la tienen, la han tenido o la tendrán.

La celulitis ha existido desde siempre y en otras épocas, hasta ha gustado. Basta ver los cuadros de Rembrandt, Rubens y otros maestros de la pintura para constatar que el ideal de belleza femenino no era la mujer estilizada de la actualidad, sino lo que en Venecia se llamaba la «rubia opulenta» que no era otra cosa que una rubia celulítica.

Desde el punto de vista médico, la celulitis se consideró a principios de siglo como una inflamación, de ahí la terminación griega *itis,* que en medicina significa inflamación. Este es el caso de la bronquitis, la gastritis, la apendicitis, etc.

Algunas celulitis son dolorosas, por lo que al principio se pensó erróneamente que era una inflamación del tejido subcutáneo.

Popularmente se confunde obesidad y celulitis; sin embargo, no significan lo mismo ni se combaten de la misma manera. Si bien es cierto que las personas obesas tienen una mayor tendencia a la celulitis, también lo es que una mujer puede ser muy delgada y tener celulitis. De la misma forma, cuando una obesa normaliza su peso con un tratamiento adecuado, muchas veces aparece el módulo celulítico que estaba oculto por el abundante panículo adiposo.

Este fenómeno se observó en un gran número de mujeres liberadas de campos de concentración nazis tras la II Guerra Mundial. A pesar de su extrema delgadez, la celulitis no había desaparecido.

Las células grasas son libres y móviles en la obesidad, mientras que en la celulitis las células grasas se fijan en el tejido conjuntivo, se incrustan. Los kilos son normalmente grasa acumulada que puede ser relativamente fácil de eliminar con una dieta; pero en la celulitis, la grasa está fija y además se degenera por la acción de los radicales libres, y su eliminación es prácticamente imposible siguiendo un régimen.

La celulitis tiene su causa en la insuficiente circulación sanguínea que provoca una disminución de intercambios entre la sangre y las células, que se sobrecargan de grasa, agua y toxinas, formando un nódulo celulítico. Este trastorno circulatorio se desarrolla en tres fases:

— *Primera fase,* el edema. Vemos que en la zona de la celulitis encontramos un edema, un encharcamiento y, sobre todo, cierta cantidad de agua que se va tornando cada vez más viscoso, consistente y más adherido al tejido.

— *Segunda fase,* formación de la piel de naranja. Tenemos un líquido más espeso, mayor producción de fibras que adoptan diversa disposición y generan una de las características típicas de la celulitis, la piel de naranja.

— *Tercera fase,* la esclerosis. Ya tenemos la zona celulítica, el líquido está cada vez más viscoso y las fibras aumentan de forma progresiva. Así, se va avanzando hasta que se forma una masa compacta cada vez más dura, que denominamos fase de esclerosis.

Diagnóstico

En un estadio avanzado, el diagnóstico es fácil porque la piel toma espontáneamente el aspecto característico de la piel de naranja, sucesión de pequeñas bolsas y depresiones.

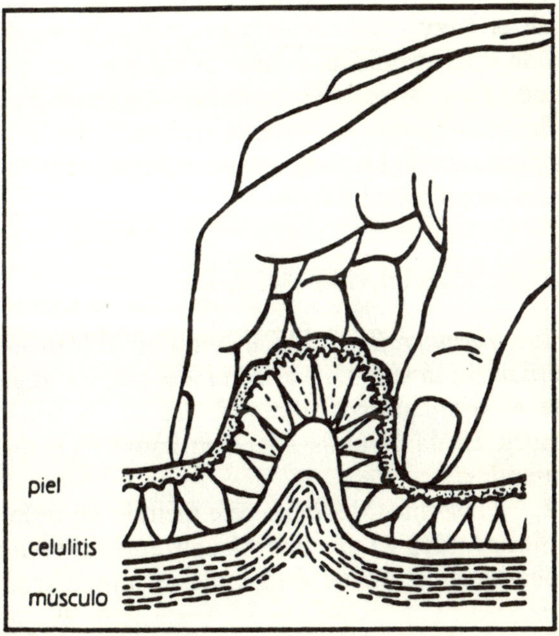

Fig. 23. *Aparición de la «piel de naranja» al pinzar la zona celulítica.*

La técnica de examen del pliegue rodado permite evidenciar los diferentes estadios clínicos de la celulitis y su grado de gravedad. Se trata de agarrar con las dos manos el contenido del pliegue cutáneo y hacerlo rodar con los pulgares sobre el plano profundo (véase figura 23).

Normalmente esta maniobra es indolora y la piel desplegada rueda fácilmente sobre los planos profundos permaneciendo homogénea y elástica. Sin embargo, en el caso de que exista celulitis, esta técnica desencadena la aparición de un dolor más o menos intenso, así como una serie de modificaciones en el tejido (espesamiento edematoso, nódulos en forma de bolas, etc.).

También se suelen asociar una serie de síntomas secundarios a los fenómenos compresivos circulatorios, linfáticos y nerviosos: calambres musculares, disminución de la sensibilidad a nivel de las piernas, los pies a menudo están fríos y, en ocasiones, con una piel rojiza, aparición frecuente de varices, varicosidades o hematomas al menor golpe, sequedad cutánea, pesadez de las piernas con o sin edema.

Otras técnicas complementarias de diagnóstico

1. *Termografía.* Mide la emisión infrarroja de la superficie cutánea. La variedad de colores registrados sobre el termograma diferencia las zonas frías de las calientes. En la celulitis aparecen zonas frías muy bien delimitadas.

2. *Ecografía.* Mediante este método de reflexión de los ultrasonidos se pueden visualizar y diferenciar las almohadillas celulíticas de las masas musculares subyacentes.

3. *Exploración vascular.* Con esta técnica se puede apreciar el estado funcional vascular (doppler, pletismografía...).

De todas formas, todos estos exámenes necesitan, para dar datos fiables y precisos, ser practicados e interpretados por especialistas.

Diferentes localizaciones de la celulitis

Aunque todas las regiones del organismo pueden verse afectadas, existen zonas de mayor riesgo.

— Caderas, aspecto típico de mollas o pantalón de montar.
— Muslos, con la doble localización de la cara interna y, sobre todo, externa. Da lugar al clásico pantalón de zuavo.
— Rodillas. En mayor medida las caras internas, formando un anillo edematoso que recubre la rótula.
— Tobillos, donde un faldón perimaleolar determina la llamada «pierna de poste».
— Raíces de brazos y nuca, la típica «joroba bisonte».

Tratamiento de la celulitis

Existen tres tipos de tratamiento: etiológico, fisiopatológico y lesional.

1. El etiológico consiste en la eliminación de las causas que generan la celulitis. Uno de los factores de riesgo más importantes es la bebida. Por tanto, es preciso decir «no» al alcohol ya que tiene una acción directa sobre los vasos, es un agente vasodilatador y es precisamente esto lo que queremos evitar, que no salga líquido. De modo que cuidado con el exceso de bebidas alcohólicas.
2. El tratamiento fisiopatológico actúa sobre el mecanismo que produce la enfermedad, en este caso el

mecanismo es la celulitis. Ya hemos visto que es un encharcamiento progresivo, un trastorno circulatorio en la zona.

3. El tratamiento lesional. Hay que tratar las lesiones producidas que van a ser fundamentalmente la presencia de fibras de un modo muy establecido. Lo principal del tratamiento, además de la cirugía, es lo que hagamos localmente.

Tratamientos locales

El primer objetivo es reducir la viscosidad del líquido. Hay un exceso de líquido acumulado que tenemos que sacar, pero si es viscoso, es muy difícil eliminarlo.

Hay diferentes métodos para reducir esta viscosidad: introducción de enzimas mucopolisacaridasas o ciertas plantas —sobre todo extractos de plantas que tienen capacidad de disgregar la grasa, como por ejemplo, la hiedra—. Estas sustancias hacen que las partículas que hay dentro de este líquido queden más pequeñas, más disgregadas y, por tanto, el líquido más diluido (véase cuadro 4). A continuación, procedemos a sacar el líquido y, para favorecer el drenaje de la zona, aplicamos un masaje local tipo drenaje linfático. Así, empujamos el líquido hacia todas nuestras salidas que son las venas y los linfáticos.

También intentaremos estimular la lipolisis. Obesidad no es celulitis, pero hay una gran asociación y es importante utilizar medios para disgregar la grasa.

Por último, tratamos la red fibrosa que ha producido la piel de naranja y los endurecimientos nodulares. Es necesario normalizarla y eliminarla mediante los métodos siguientes:

Cuadro 4

FORMULAS ADELGAZANTES TOPICAS	
Extracto hidroglicólico de *Fucus vesiculosus*	10
Extracto hidroglicólico de *Hedera helix*	5
Extracto hidroglicólico de *Ruscus aculeatus*	5
Extracto hidroglicólico de *Gingko biloba*	2
Conservante	c.s.
Excipiente para emulsión O/A	c.s.p. 100

El masaje

Cada vez tiene una mayor importancia, pero hay que tener en cuenta que el masajista debe ser un experto, ya que un masaje mal aplicado puede incluso empeorar el cuadro y endurecer más aún la zona.

Definiremos como *masaje* un conjunto de manipulaciones practicadas, generalmente sin ayuda de instrumentos, sobre una parte o la totalidad de la superficie corporal. Su aplicación pone en movimiento los tejidos blandos y los líquidos corporales, activa la circulación sanguínea y actúa especialmente sobre la masa muscular. Al producir el desplazamiento de los distintos planos musculares, el masaje ejerce una acción mecánica importante capaz de destruir las adherencias de los nódulos celulíticos.

Además, este procedimiento, utilizado como coadyudante de otras terapias, da unos resultados excelentes (véase cuadro 5).

La gimnasia pasiva es uno de los métodos que pueden colaborar en la solución del problema de la celulitis. En esta materia tenemos hoy en día el método habitual del estimulador muscular clásico, de impulsos rectangulares o exponenciales, y lo que llamamos las corrientes interferenciales.

Ultimamente han aparecido en el mercado unos

Cuadro 5

FORMULA PARA MASAJE EN CABINA *	
Fucus vesiculosus TM	10
Hedera helix TM	5
Aesculus hipocastanus TM	5
Cafeína polvo	2
Carnitina	0,2
Conservante	c.s.
Excipiente para emulsión O/A	c.s.p. 100

* Es conveniente incluir lanolina en la fase grasa de la fórmula, porque al ser bien absorbida por la barrera cutánea, favorece la penetración de los principios activos.

aparatos multifunción de gimnasia pasiva con los que se realizan ejercicios de tonificación y movimiento.

El calor

El *calor* es, junto con el masaje, un activador de la circulación, no sólo en la fase arterial sino en la venosa. Este estímulo circulatorio facilitará la consecución del drenaje.

La forma de aplicar calor es a través de sauna y, sobre todo, por bandas de rayos infrarrojos. En general, todo lo que contribuya a la aplicación de calor ayudará al estímulo circulatorio y, por tanto, a drenar la zona.

Los ultrasonidos

Son oscilaciones mecánicas o movimientos vibratorios cuya frecuencia es superior a 16.000 ciclos por segundo. Los ultrasonidos tienen una acción estimulante sobre la circulación, un efecto fibrolítico y la propiedad de disgregar las partículas de los líquidos viscosos reduciendo su espesor.

EL LÁSER

El *láser* tiene una serie de efectos muy importantes sobre la celulitis. Por un lado, mejora la absorción de productos activos aplicados con multiinyecciones, porque aumenta la vascularización y el metabolismo celular. Asimismo, estimula la microcirculación y favorece el drenaje linfático y venoso.

LA MESOTERAPIA

La *mesoterapia* consiste en la administración de fármacos (despolimerizantes, fibrinolíticos, lipolíticos, tróficos vasculares) por medio de punciones o multiinyectores de distintas formas y tamaños según la zona que haya que tratar, y de forma intradérmica (véase figura 24).

Al infiltrar se producirá una pequeña pápula que, posteriormente, actuará sobre las localizaciones del tejido vecino.

El inconveniente de este procedimiento es que no está exento de dolor al ser la zona del cuerpo a tratar pinchada por diferentes agujas de forma simultánea.

Son también dignos de tenerse en cuenta los fenómenos alérgicos puesto que, aunque la dermis actúa como atenuante, es posible la aparición de reacciones alérgicas más o menos violentas.

Otra de las consecuencias de la multiinyección es la posibilidad de que aparezcan hematomas.

LA PRESOTERAPIA

La *presoterapia* es una técnica que permite realizar un masaje circulatorio de las extremidades inferiores,

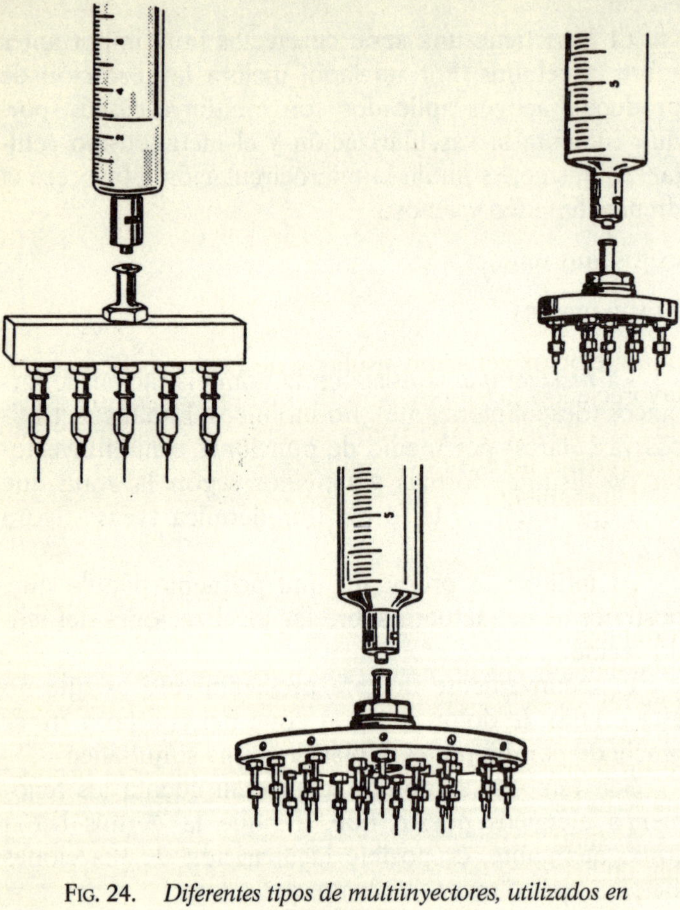

FIG. 24. *Diferentes tipos de multiinyectores, utilizados en mesoterapia.*

mediante un masaje neumático realizado por unas botas que se hinchan y deshinchan cadencialmente.

La presoterapia mejora ostensiblemente la circulación de retorno permitiendo que el sistema venoso-linfático se vea ayudado por una verdadera bomba aspirante-impelente que actúa como corazón periférico, produciéndose una mejoría de los fenómenos vasculares asociados a la celulitis, tales como las retenciones hídricas, las varices, las piernas cansadas, etc.

La ozonoterapia

La *ozonoterapia* es una de las técnicas con mayor campo de aplicación en medicina y de ella se obtienen éxitos muy importantes.

El *ozono* es un gas oxidante derivado del oxígeno (oxígeno triatónico). Entre sus propiedades se cuentan una mejor oxigenación tisular y de la microcirculación, favoreciendo la eliminación de los fragmentos de grasa de los adipocitos. También facilita la circulación periférica al tener un efecto vasodilatador.

Ultimamente se ha comprobado que el ozono es capaz de producir una lisis del adipocito, algo que es de vital importancia para tratar la celulitis.

La forma más interesante de administración en el tratamiento de la celulitis es la de infiltraciones de gas subcutáneas. No presenta reacciones alérgicas y, por lo general, es bien tolerada. Sin embargo, al ser el ozono un gas oxidante, si es inyectado de forma brusca produce un fuerte dolor en la zona. Actualmente este problema se ha resuelto utilizando bombas de perfusión lenta.

Al finalizar una sesión de ozono es aconsejable efectuar un ligero masaje para ayudar a la distribución del gas.

Otras de las funciones del ozono son las de bactericida, viricida, fungicida, desintoxicante general, inmunoestimulante, analgésico, entre otras.

La celulolipolisis o electrolipolisis

La *celulolipolisis* es un descubrimiento de la doctora Dang vu N'Guyen, que observó que estimulando con un cierto tipo de corriente eléctrica las agujas de acupuntura que implantaba en la grasa, obtenía una reducción de la misma dentro del área del campo eléctrico producido.

Durante los últimos años, la celulolipolisis ha sido objeto de numerosos artículos publicados en revistas de estética, que han ilusionado y esperanzado a pacientes y médicos. Sin embargo, la celulolipolisis no se ha incluido en publicaciones científicas y sus efectos reales están aún por demostrar.

Ultimamente se han constatado algunas observaciones y estudios clínicos que parecen demostrar la aparición de derivados de glicerol en la orina de pacientes sometidos a este tipo de tratamiento, supuesto que confirmaría la destrucción de grasa localizada por un efecto electrolítico.

La objetivación clínica de los resultados se realiza fundamentalmente por las mediciones perimétricas y ecográficas del espesor del panículo adiposo, antes y después de cada sesión. Se han constatado reducciones objetivas y en todos los casos se produce una mejoría apreciable de la celulitis al producirse cambios positivos en el estado microcirculatorio de la zona de tratamiento.

La celulolipolisis es una técnica terapéutica que abre enormes perspectivas en el tratamiento de las adiposidades localizadas.

Esta técnica es aún más útil si la asociamos con tratamientos de ozono, presoterapia, etc., ya que lo fundamental en estética son los programas de tratamiento y éstos han de tener un conjunto de agentes que ataquen desde distintos puntos de vista el problema.

La liposucción

La *liposucción* es una técnica quirúrgica que permite la succión de tejido adiposo mediante la realización de pequeñas incisiones.

En la actualidad es una de las terapéuticas de elección en el tratamiento de la celulitis, a pesar de la mala prensa que tiene, debido principalmente a que en los primeros años de aplicación provocaba verdaderas irregularidades (hoyos, ondulaciones...). Al principio, ninguna técnica es perfecta y esto es lo que le ha sucedido a la liposucción. Pero todos estos inconvenientes han quedado ya casi totalmente subsanados y podemos considerarla como la terapia de elección en el tratamiento de la celulitis.

La liposucción consiste básicamente en la aspiración del tejido adiposo con la ayuda de una cánula unida a un potente aspirador. Esta absorción no se efectúa en bloque, sino a «modo queso de gruyère» (véanse figuras 25 y 26).

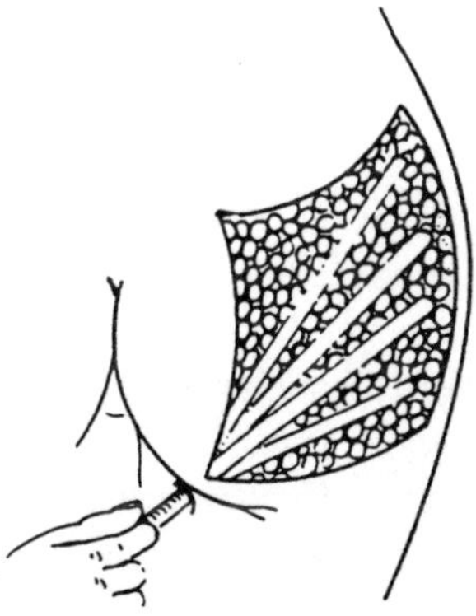

A1

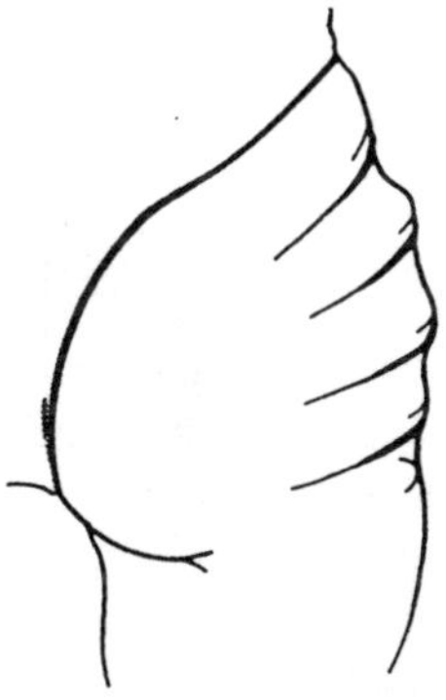

A2

A1. Técnica originaria de liposucción, 1977. Aspiración por tunelización radial a partir de una sola apertura con la ayuda de cánulas de gran diámetro 12 mm.

A2. Resultados definitivos. Riesgo de «olas» u ondulaciones debido a la retracción de los túneles de gran diámetro.

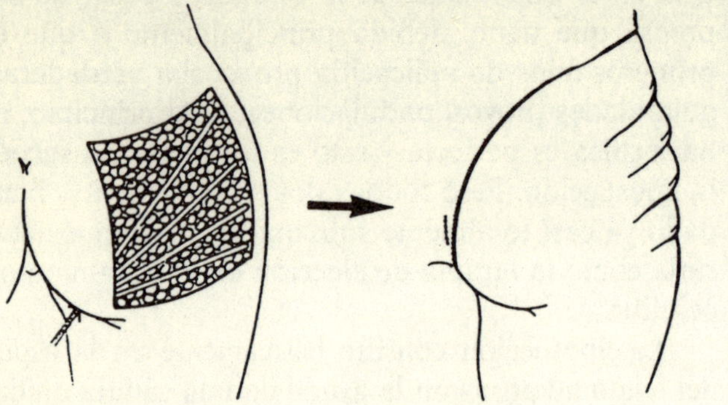

B1 B2

B1. Técnica intermedia microaspiración, 1982. Igual principio con cánulas de menor diámetro 4-6 mm.

B2. Resultados definitivos. Menos riesgos de «olas» pues el túnel tiene menor diámetro.

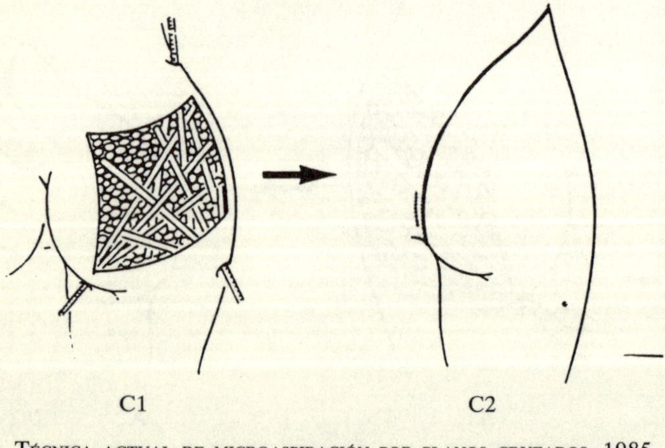

C1 C2

C1. Técnica actual de microaspiración por planos cruzados, 1985. Aspiración en planos cruzados a partir de 3 aperturas cutáneas.

C2. Resultados definitivos. Ningún riesgo de «olas» u ondulaciones pues existe una repartición homogénea de los túneles de pequeño diámetro.

Fig. 25. *Desarrollo de las técnicas de liposucción.*

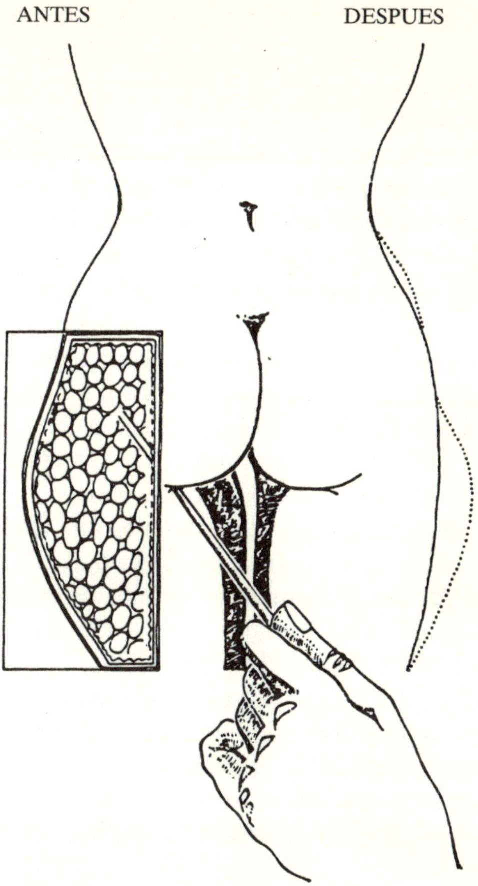

FIG. 26. *Resultados de la liposucción y estado anterior a la misma.*

Esta terapéutica permite tratar todas las adiposidades subcutáneas del cuerpo y realizar un remodelaje perfecto y rápido de la silueta.

Los resultados son excelentes, si las indicaciones son correctas. Lo más importante es que, al reducir el capital adipocitario, se asegura un resultado definitivo, ya que estas células no volverán a reproducirse nunca.

La intervención quirúrgica se puede hacer con anestesia local o general. Yo utilizo siempre la anestesia local (método tumescente). Este método consiste en la ejecución de una incisión de 1 cm en un lugar fácilmente disimulable (pliegue cutáneo natural) que permite la introducción a través de una cánula de suero frío con un anestésico local y remedios homeopáticos. A partir de ahí, se inicia la aspiración de la grasa abriendo túneles a distintos niveles dentro del tejido adiposo. La grasa que se absorbe es limpia, sin apenas sangre, y con la introducción de remedios homeopáticos dentro del suero se evita la aparición de hematomas. Una vez finalizada la liposucción, se introduce ozono en la zona intervenida para evitar posibles riesgos de infección y mejorar el drenaje linfático y la circulación venosa.

Por último, se pone a la paciente una faja elástica o medias de compresión fuerte con el objeto de remodelar la zona tratada, y cuando se quitan los puntos, utilizo una técnica llamada terapia neural (se tratará en profundidad en otro capítulo), para evitar lo que se llama en medicina biológica *campo interferente* de la cicatriz. También utilizamos oligoelementos (flúor, zinc, etc.) con el fin de impedir la flaccidez.

La liposucción, creada y desarrollada por los doctores Illouz y Fisher, representa un progreso importante en el tratamiento de las adiposidades localizadas del cuerpo. Obviamente, no es una técnica maravillosa y sus indicaciones deben ser respetadas con mucho cuidado si se quiere obtener buenos resultados.

Gimnasia de mantenimiento

De igual forma que una máquina que no se usa endurece sus engranajes, los músculos inactivos pierden tono muscular.

Una de las mejores maneras de combatir la celulitis es la actividad física, ya que la estimulación que ejerce sobre la circulación aporta oxígeno y nutrientes a las células, incrementa el metabolismo celular y actúa como descarga nerviosa eliminando tensiones.

Sin embargo, no todos los ejercicios son buenos, por lo que deben ser especialmente programados para obtener los resultados que se pretenden. Algunos ayudarán por su acción de masaje, y otros aumentarán la irrigación y el drenaje linfovenoso.

Cada ejercicio debe estar dirigido para actuar sobre distintos sectores del cuerpo. Unos harán trabajar muslos, otros glúteos, abdomen, brazos... Según la mayor localización del depósito celulítico, cada paciente puede insistir con los ejercicios indicados para su caso.

Las claves que hay que recordar son: la coordinación de los movimientos sugeridos y una respiración que aumente la oxigenación de la sangre. Es preferible cumplir con pocos ejercicios bien hechos, que con muchos mal logrados.

La gimnasia debe convertirse en un hábito diario y permanente para mantener la buena forma del cuerpo.

La esbeltez se obtiene no sólo con el control de la ingesta, sino también con el aumento de la actividad que hace quemar calorías.

Es preciso recordar que el tiempo «perdido» en gimnasia es siempre tiempo ganado en salud y armonía.

A continuación, pasamos a detallar una serie de ejercicios específicamente indicados para ayudar a remover los depósitos celulíticos estilizando la figura (véase cuadro 6).

Cuadro 6

EJERCICIOS ESPECIFICOS PARA COMBATIR Y REDUCIR LA CELULITIS

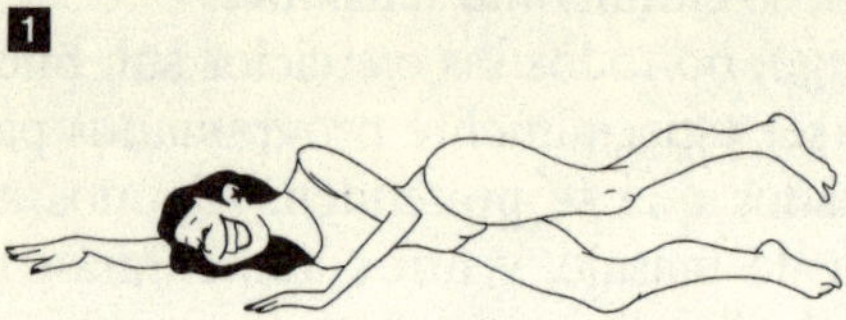

1. Tumbada de lado con un brazo estirado y el otro hacia adelante como punto de apoyo, flexione ligeramente las piernas y mantenga la cadera perpendicular al suelo. En esta posición, eleve la pierna superior sin girar la rodilla ni el pie. Repita el ejercicio con dos series de 32 repeticiones.

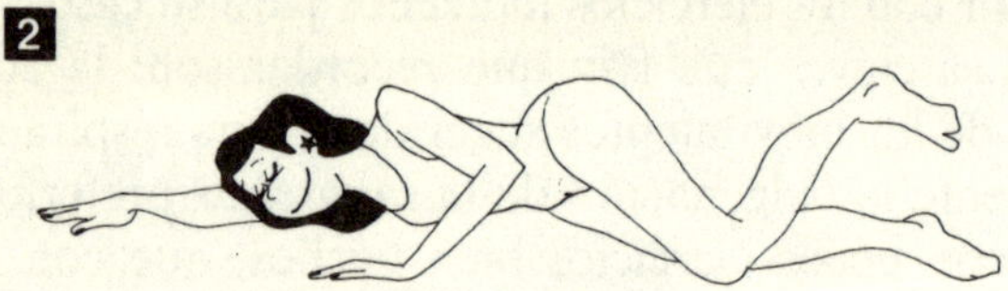

2. Mantenga la postura inicial anterior. Ahora, desde una altura no por encima del eje de la cadera, desplace la rodilla de la pierna superior hasta encontrarse con la otra rodilla. El ejercicio consiste en descender con la pierna en esa posición, recordando que (como se señala en el dibujo), el pie no se mueve. Repita dos series de 32 repeticiones con esa misma pierna.

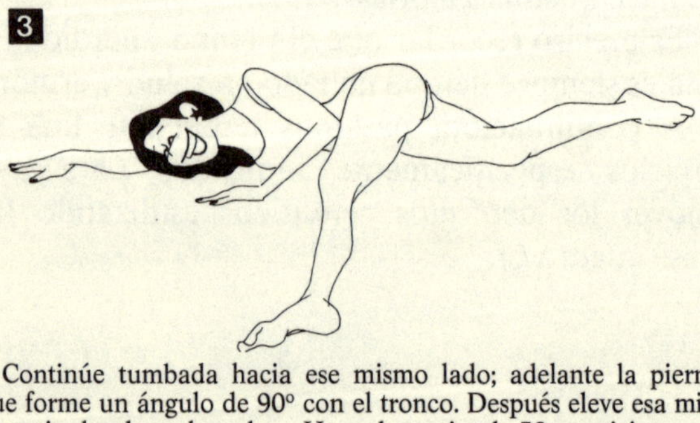

3. Continúe tumbada hacia ese mismo lado; adelante la pierna hasta que forme un ángulo de 90º con el tronco. Después eleve esa misma pierna, sin desplazar la cadera. Haga dos series de 32 repeticiones.

Cuadro 6 (continuación)

Una vez realizado este grupo de tres ejercicios, realice las mismas repeticiones con la otra pierna. Tenga en cuenta que la agrupación de estos movimientos, donde usted trabaja «cartucheras» o «pistoleras», se debe a que interesa insistir en un grupo muscular concreto.

4

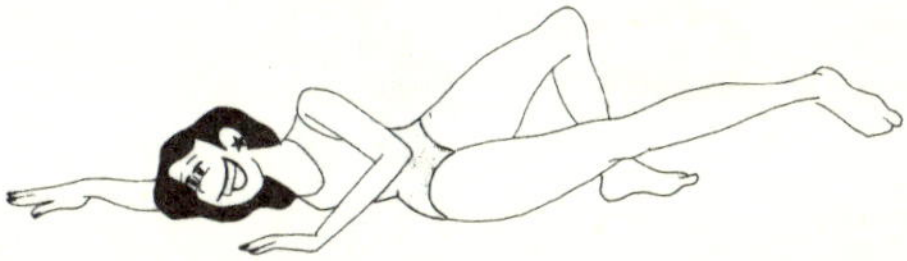

4. Ahora nuestro objetivo es realizar movimientos con la cara interna del muslo.

Mantenga la misma postura lateral descrita anteriormente. Flexione la pierna superior y gire la otra pierna hacia fuera, hasta que la cara interna del muslo se oriente al techo. Desde esa postura, eleve y descienda la pierna, sin desplazar la cadera. Haga dos series de 32 repeticiones con cada pierna.

5

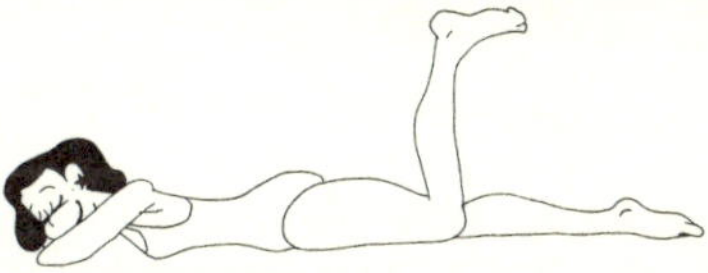

5. Nos disponemos a moldear los glúteos.

Tumbada boca abajo, hombros relajados y cabeza baja. Evite arquear la espalda en la parte baja y no separe la cadera del suelo. Una vez colocada así, flexione una de las piernas y empuje con el talón de esa pierna hasta el techo. Haga dos series de 32 repeticiones con cada pierna.

6

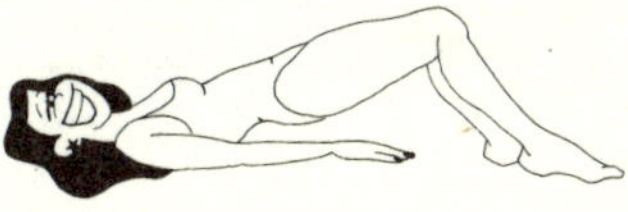

6. Continuamos con la reducción de grasa y el fortalecimiento de los glúteos.

Tumbada boca arriba, con las piernas flexionadas y los pies bien apoyados en el suelo, realice elevaciones y descensos de la pelvis. Los glúteos se contraen y la espalda no se despega del suelo. Realice tres series de 32 ejercicios.

Cuadro 6 (continuación)

7

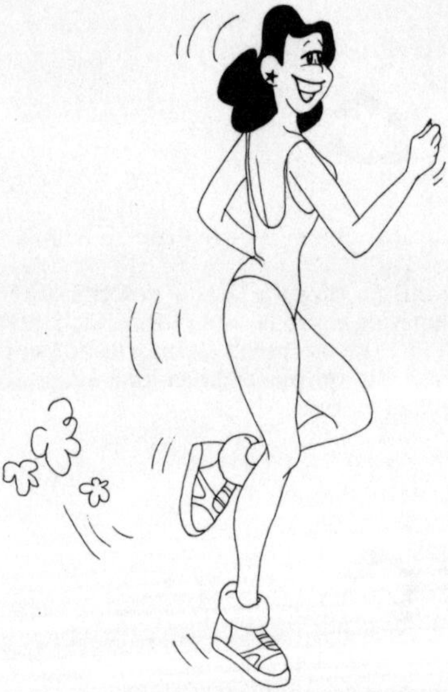

7. Dentro de la planificación para eliminar y quemar esa grasa que tanto le molesta, es fundamental dedicar a diario un mínimo de veinte minutos a la carrera continua, marcha rápida, natación, o bien bicicleta; lo que le sea más sencillo.

IV. LA ALIMENTACION

SIGNIFICACIÓN DEL COMPORTAMIENTO ALIMENTARIO

Alimentarse tiene una carga en la esfera afectiva, ya que es fuente de satisfacciones, compensación a un sentimiento de frustración o una carencia psicoafectiva o material.

Este vínculo se establece ya desde las primeras fases de la vida. Madre frustrada que sobrealimenta a su hijo; angustiada, que disfruta «viendo comer al niño»; la madre ausente por la actividad laboral fuera del hogar, que cuando regresa a casa compensa su falta en exceso por un sentimiento de culpabilidad subyacente. Todos estos factores pueden acuñar el desarrollo de una obesidad infantil con patrón hiperplásico (obesidad por aumento del número de adipocitos).

En la valoración psíquica del paciente adulto hemos de analizar el grado de satisfacción, frustración, ocupación, ocio, relaciones afectivas, ambiente familiar, etc.

El análisis psicoafectivo del comportamiento alimentario en los adultos está determinado por dos patrones básicos del comportamiento:

Ansiolíticos. Suelen ser individuos que «comen poco» sentados a la mesa, pero continuamente están «picando», porque calma el desasosiego, compensa su aburrimiento y es una defensa contra el sentimiento depresivo. Son individuos que «a falta de rodearse de amor, se rodean de grasa».

Autolíticos. Es típico del comportamiento de los bulímicos (comen desmesuradamente), con perturbación importante del equilibrio psíquico. Son individuos a quienes la ingestión exagerada de alimentos les crea un sentimiento de culpabilidad, que en algunos casos les lleva a la provocación del vómito.

Envejecimiento y nutrición

El envejecimiento como fenómeno fisiológico se inicia cuando finaliza la etapa de crecimiento. Es un reflejo de la edad biológica del individuo que se debería corresponder con su edad cronológica. En la práctica nos encontramos con algunos cuya edad es de treinta y siete años (edad cronológica) y, en cambio, la edad de sus órganos es mucho más elevada. Una de las causas de este desajuste es la *alimentación.*

Hoy, gracias a la prueba bioelectrónica de Vincent, podemos conocer cuál es la edad que tienen nuestros órganos (edad biológica). Este estudio se basa en principios fisicoquímicos y revela el grado de oxidación celular que tienen nuestros órganos debido a la mala alimentación. La utilización de pesticidas y germicidas en la agricultura hace que los alimentos que comemos sean cada vez menos naturales y más agresivos para el organismo. Un alimento que contenga sustancias oxidantes acelera el proceso de envejecimiento celular.

El deterioro celular se manifiesta a nivel de la piel, a través de sequedad cutánea, pérdida de elasticidad, arrugas, alteración de las fibras elásticas, manchas cutáneas, etc.

Gran número de investigadores se han interesado en los últimos años por las relaciones que existen entre la nutrición y el envejecimiento. La alimentación tiene un papel importante en la prevención de la oxidación de los tejidos gracias al aporte de agentes antioxidantes como las vitaminas C, E y ciertos oligoelementos. Por ejemplo, el selenio es indispensable para el buen funcionamiento del sistema inmunitario y para el mantenimiento de la integridad de las membranas celulares.

En un artículo publicado en una revista de medicina veterinaria francesa se subraya la relación que existe entre las concentraciones séricas de selenio y vitamina E, y la patología muscular en el comportamiento de los toros de lidia durante la corrida.

Se ha podido comprobar en los toros estudiados que existe un relación entre las concentraciones en selenio y vitamina E, y las lesiones miocárdica y musculares crónicas (falta de fuerza). Por tanto, las carencias nutricionales en selenio y vitamina E podrían explicar este fenómeno, puesto que los pastos españoles donde viven estos animales son generalmente deficientes en selenio.

Cada vez es más evidente poder frenar las agresiones del paso del tiempo si mantenemos de una manera preventiva el buen funcionamiento del organismo.

Una carencia nutricional reduce la protección antioxidante del organismo. Las sustancias oxidantes, también llamadas radicales libres, tienen asimismo un papel importante en el desarrollo de un gran número de enfermedades (cáncer, cardiopatías, artritis, etc.).

El continuo aumento del estrés en las sociedades desarrolladas justifica el consumo de sustancias antioxidantes por encima de los niveles que puede aportar un régimen normal.

La alimentación es el arma principal con que cuenta

el médico para restituir la bioecología y es el motor necesario para impulsar el restablecimiento de la vida y el equilibrio perdido.

Clasificación de los alimentos

Los alimentos son las sustancias comestibles que contienen un cierto número de elementos orgánicos tales como proteínas, lípidos, glúcidos, sales minerales y vitaminas. Asimismo, contienen agua y materiales no digeribles, como son las fibras.

Una alimentación es equilibrada si aporta cada día todos los nutrientes necesarios para el buen funcionamiento del organismo en la proporción siguiente:

— Un 12-15 por ciento de la energía debe ser aportada por las proteínas.
— Los lípidos deben aportar el 25-30 por ciento.
— Un 50-55 por ciento es aportado por los glúcidos.

Estos nutrientes no tienen el mismo poder energético: 1 g de proteínas genera 4 kcal, 1 g de lípidos genera 9 kcal e igual ración de glúcidos 4 kcal.

Los glúcidos y los hidratos de carbono o carbohidratos

Son cuantitativamente los nutrientes más importantes para el hombre y representan alrededor del 55 por ciento de la ración calórica.

Los glúcidos se absorben en forma de glucosa, y constituyen el elemento energético primordial para todas las células del organismo. Los hidratos de carbono que absorbe el organismo están en la dieta en forma de polisacáridos, sobre todo, almidón vegetal.

El almidón es el carbohidrato que más interviene en la dieta del hombre y está presente en los tubérculos, las semillas de cereales, el trigo, el centeno, el maíz, el arroz y las leguminosas.

El producto final de la digestión del almidón es la glucosa. Cuando en la sangre hay más glucosa de la que necesitamos, el organismo la almacena en el hígado y músculos en forma de glucógeno.

Cuando es necesario reponer azúcar en la sangre, se moviliza el glucógeno hepático. El excedente en el músculo sirve de combustible en la contracción muscular.

También encontramos en la dieta carbohidratos en forma de monosacáridos y disacáridos, presentes en frutas, leche, azúcar, etc.

La medicina biológica considera a los glúcidos como los moduladores del voltaje energético.

Las grasas o los lípidos

Son alimentos que proporcionan fundamentalmente energía calórica e intervienen en la absorción de las vitaminas liposolubles. Un gramo de grasa produce 9 calorías.

Las fuentes alimenticias de las grasas son los aceites vegetales (oliva, maíz, girasol, cacahuete) y las grasas animales (tocino, mantequilla, manteca de cerdo, etc.).

Las grasas animales son ricas en ácidos grasos saturados y son las primeras que hay que eliminar de nuestra alimentación para el control del colesterol y, por consiguiente, para prevenir la arterioesclerosis.

Las grasas vegetales son ricas en ácidos grasos insaturados. Las grasas debemos aportarlas a nuestra alimentación con sumo cuidado, sin abusar de ellas, pero tampoco podemos prescindir absolutamente de su ingestión, ya que son el vehículo de las vitaminas liposolubles (A, D, E, y K).

Las proteínas

Las *proteínas* son imprescindibles en la dieta del hombre, ya que son necesarias en la formación y regeneración de los tejidos.

Se transforman a través de la digestión, fundamentalmente en aminoácidos, algunos de los cuales son llamado esenciales ya que nuestro cuerpo no los puede fabricar y tienen que ser aportados por los alimentos.

Intervienen en la composición de enzimas, hormonas y anticuerpos, además de suministrar energía. Un gramo de proteínas produce cuatro calorías. Se recomienda diariamente un gramo de proteínas por cada kilogramo de peso para asegurar un óptimo estado de salud.

Las fuentes de suministro de las proteínas son principalmente los animales: carnes, pescados, mariscos, aves, leche, queso y huevos.

En los vegetales se encuentran proteínas de estimable valor biológico, éste es el caso de la soja, leguminosas, cereales, frutos secos... En una alimentación equilibrada es necesario variar las diferentes fuentes de proteínas. Se admite que al menos el 50 por ciento de las ingeridas sean de origen animal.

Un aporte insuficiente o desequilibrado de proteínas produce fenómenos de desnutrición junto con astenia física, psíquica y sexual; causa una disminución de la masa muscular y de la resistencia frente a las infecciones, debido al bloqueo en la formación de anticuerpos; y retrasa el proceso de cicatrización.

Los oligoelementos

Se denominan *oligoelementos* o *elementos traza* a las sustancias presentes en pequeñísimas cantidades en el organismo y que contribuyen a formar parte de una gran cantidad de reacciones enzimáticas.

Muchos han comparado la revolución que produjo el progreso en el conocimiento de las vitaminas a comienzos de siglo con el desarrollo de los oligoelementos en la actualidad.

Aunque hasta el momento se postulan más de quince minerales como esenciales en la nutrición, actualmente algunos son de reconocida importancia: zinc, cobre, selenio, cobalto, flúor, silicio, manganeso, cromo, yodo y molibdeno.

Actualmente hay estudios que demuestran la existencia de lo que se ha dado en llamar una deficiencia marginal de oligoelementos.

Existen distintas circunstancias que predispondrán la existencia de esta deficiencia, y las más importantes son:

Polución ambiental. La contaminación industrial de las ciudades, los mares, entre otras causas, hace que el organismo esté intoxicado, y los oligoelementos desplazados del sitio activo, conduciendo, entre otros trastornos, a un exceso de radicales libres que nos oxida. Esto, junto a una dieta refinada y deficitaria en ácidos grasos insaturados, empobrecen el terreno biológico.

Malnutrición. Las tierras de cultivo han sufrido una alteración en sus proporciones de oligoelementos debido a los abonos químicos (amoniacados y nitrogenados) que eliminan el cobre —agente antiinfeccioso— y el cobalto —agente antiparasitario.

Como decía André Voisin: «La tierra hace la hierba, la hierba hace al animal, la tierra hace al hombre. El animal y el hombre son la fotografía bioquímica del suelo. Trastornando el equilibrio de la tierra, trastornaremos el equilibrio de la sangre.»

No se trata de un nuevo régimen, sino de un mejor planteamiento del arte culinario que tiene en cuenta la importancia de la alimentación y, sobre todo, de los elementos tóxicos que contiene para la salud.

La vía digestiva representa la primera puerta de entrada de las toxinas al organismo humano. Por eso, es muy importante conocer la calidad toxicológica de los alimentos. Comemos mal y no cuidamos nuestro tesoro más preciado, la salud.

El calor modifica la estructura química de los alimentos. La cocción, por un lado, aumenta la gama de las sustancias comestibles, volviéndolas más blandas y más fáciles de masticar y digerir, pero empobrece el contenido vitamínico de nuestros alimentos y, lo que es peor, genera numerosas especies químicas nuevas cuya toxicidad está demostrada.

Una pequeña parte de las grasas se transforma a partir de 140° C en temibles hidrocarburos aromáticos policíclicos (alquitranes), cuya toxicidad y tendencia a producir cáncer son muy elevadas.

El calentamiento también oxida considerablemente las grasas y produce oxidaciones en cascada. Es decir, una reacción en cadena de los radicales libres, factor importante del envejecimiento precoz y de las enfermedades cardiovasculares.

La mayor parte de los tóxicos peligrosos aparecen entre 110-140° C. El límite de 110° C parece que es un valor fronterizo que sería aconsejable aprender a no sobrepasar nunca.

Uno de los alimentos que la homotoxicología considera peligroso para nuestra salud son los derivados del cerdo. La carne de cerdo es biológicamente similar a la humana e incluso se dice que su sabor también lo es. En la Edad Media se utilizaban los cuerpos de los cerdos en la instrucción médica de anatomía, debido a su enorme similitud con el cuerpo humano. Por eso, cuanto más jamón coma una persona más reflejará la parte correspondiente de su cuerpo. Es decir, las redondeces y las formas del cerdo.

Las toxinas propias de la carne de cerdo son variadas:

— Los cálculos biliares son inducidos principalmente por la ingestión de carne de cerdo. Es natural que el colesterol tenga un papel importante, ya que los cálculos biliares están conformados, en su estructura, también por colesterol, que si existe en gran cantidad en el cerdo se acumula en la vesícula biliar, donde precipita para formar los cálculos biliares.

— El hecho de que el virus de la gripe pase el verano en los pulmones de cerdo, de acuerdo con el profesor Shope del London Virus Research Institute, podría explicar el porqué los pacientes que consumen cerdo, y muy específicamente las salchichas, en las cuales se incluye el pulmón del cerdo, sufran particularmente gripes endémicas.

— La experiencia de algunos veterinarios que han descubierto que la angustia provocada en el cerdo por el hecho de oír los gritos de sus congéneres, llevados al matadero, ha causado en él el paso de colibacilos del intestino a la sangre y a los músculos, hecho que hace inadecuada la carne para el consumo.

— La carne de cerdo contiene grandes cantidades de azufre. El profesor Bier estableció en forma experimental que, cuanto más azufre contega un cartílago, más débil y más susceptible es a los daños. La consecuencia es la artrosis con degeneración del cartílago.

— Además, el cerdo tiene excesivas calorías por su gran contenido graso, que para el gran comedor de carne de cerdo provocan la obesidad, ya que el organismo humano no tiene la capacidad de combustión necesaria para quemar toda esa grasa adicional.

— La hormona del crecimiento y la histamina porcina son las responsables de la tendencia a la inflamación y las alergias. El cerdo es de por sí el responsable de muchísimas enfermedades.

Casi todos los médicos hemos vivido casos de enfermos que han sido tratados de una alergia y luego les aparece una bronquitis o asma. Los trabajos sobre homotoxicología del doctor Reckeweg están llenos de ejemplos: a un paciente con un fenómeno de alergia en las manos (eczema) se le recomendó no comer cerdo y se le trató con métodos biológicos hasta que desapareció el eczema. Al cabo de un tiempo, volvió a comer cerdo y su dermatosis reapareció; el método homeópata nuevamente le recomendó no comer derivados de ese animal, pero el enfermo se mostró partidario de un tratamiento alopático (tradicional) en el cual no tuviera tantas restricciones. Se le prescribieron pomadas y ungüentos que taparon el proceso y, cuatro meses después, se presentó un infarto cardíaco que acabó con su vida. Es muy probable que el médico que le atendió en el infarto no diera ninguna importancia a la historia del eczema, en cambio, para la medicina biológica es muy importante.

LOS CONTAMINANTES DE NUESTRA ALIMENTACIÓN

Hormonas

Los ganaderos saben que las hormonas y muy especialmente las que producen las glándulas sexuales femeninas (estrógenos), se utilizan para el engorde rápido de los animales. Con frecuencia se descubren estos fraudes cuando las lesiones que producen en el organismo son importantes; otras veces, pasan inadvertidas y nos encontramos con un gran número de casos que nos hacen reflexionar sobre la calidad de los alimentos.

Hace unos años, en Italia, se descubrió en un colegio que los niños aparecían con hipertrofia de las glándulas mamarias, provocada por los estrógenos que consumían a través de la carne de pollo y que eran utilizados para el engorde rápido de las aves. Más tarde, los ganaderos sin escrúpulos inyectaban los estrógenos en la cabeza de los pollos, con lo cual el consumidor no debería correr ningún riesgo. Sin embargo, donde utilizaban la cabeza para preparar caldos, se comprobó que los jóvenes que los tomaban desarrollaban sus pechos como los de una muchacha. En nuestros días, cuando paseamos por las playas, nos llama la atención los numerosos varones afectados de hipertrofia de las glándulas mamarias (ginecomastia).

Pesticidas

Son los productos utilizados en el tratamiento de la agricultura para combatir las plagas de las plantas. Los insecticidas modernos actúan destruyendo las enzimas indispensables para la respiración celular y, por consiguiente, para la vida.

Estos pesticidas son tóxicos para el sistema nervioso. En las intoxicaciones graves con DDT aparecen convulsiones y temblores. Asimismo, algunos herbicidas contienen dioxina, un producto cancerígeno que puede llegar a producir mutaciones genéticas.

Fertilizantes

Son unos productos que dejan en la tierra y los alimentos cantidades importantes de nitratos que en sí mismos no son peligrosos, pero existe la posibilidad de que en determinadas condiciones (calor, humedad, etc.) se transformen en nitritos provocando hemoglobinemia.

Las aguas que se utilizan para el consumo, ricas en nitratos, parece que favorecen la aparición del cáncer de estómago y de hígado.

Las espinacas, las zanahorias y algunas verduras más tienen la propiedad de retener los nitratos. Por este motivo, si hacemos una dieta a base de zanahorias nos pueden producir náuseas y dolores intestinales. Es recomendable no recalentar nunca un plato de espinacas, ya que el calor favorece la transformación de nitratos en nitritos y es perjudicial para nuestra salud.

Los nitratos se utilizan en charcutería como conservantes. Para la maduración del salchichón se utiliza la glucodeltalactona con lo que se produce una acidificación que ayuda a la formación de nitrosaminas, sustancias cancerígenas.

Los aditivos alimentarios

Los *aditivos* son sustancias que se añaden a los alimentos para mejorar el color y el sabor, y alargar su tiempo de caducidad. Para evitar el envejecimiento de las conservas de las frutas, las legumbres, las carnes y los pescados, así como los aceites y las grasas, se les añade antioxidantes que, en general, no presentan peligro alguno en las dosis que se utilizan cuando son naturales (vitamina C y E). Sin embargo, no sucede lo mismo con los antioxidantes de síntesis, sobre todo con el BHT (butilhidroxitolneno) utilizado como antioxidante de las grasas y los aceites. Estudios efectuados en animales han demostrado que este producto provoca hepatomegalias (aumento del tamaño del hígado) y eleva los lípidos y el colesterol.

Los *colorantes* sirven para dar al alimento un aspecto más presentable. Unos son naturales y otros sintéticos, estos últimos suelen ser derivados de la destilación fraccionada del petróleo.

Las *golosinas* que damos a nuestros hijos no son otra cosa que azúcar cocido, coloreado, perfumado y aromatizado.

La medicina biológica considera el azúcar blanco refinado como el causante de alteraciones de la salud (alergias, desmineralización, etc.). Aparentemente en el proceso de refinado del azúcar se utilizan una serie de sustancias químicas que hacen perder minerales (calcio, fósforo...). Cuando consumimos azúcar blanco refinado, éste al carecer de esos minerales que le hemos quitado, para mantener un estado de equilibrio molecular, nos lo roba a nosotros. Además, el azúcar no aporta otra cosa que calorías vacías.

Los conservantes impiden que se produzcan fermentaciones, putrefacciones y el desarrollo de mohos que pueden alterar los alimentos.

Algunos componentes de los colorantes como el anhidrido sulfuroso (E-220) y los sulfitos (E-224) en dosis elevadas destruyen determinadas vitaminas, sobre todo las del grupo B y, además, pueden causar náuseas, vómitos y dolores de cabeza.

El mercurio en los alimentos

Derivados mercuriales utilizados en el tratamiento de los cereales (trigo, arroz, cebada), las patatas y la remolacha, así como los que se encuentran en pescados y mariscos afectados por residuos industriales, pueden causar en la mujer embarazada una alta incidencia de alteraciones cerebrales irreversibles.

El mercurio puede producir cuadros de inflamación linfática, ansiedad y alergias por intoxicación crónica. Podemos decir que pone la «primera piedra» de nuestra estructura alérgica sobre la que se asienta cualquier tipo de alergias (polen, polvo, lana, ácaros, frutas, etc.).

Según la historia, un científico pudo eliminar a un rival escondiendo un vaso lleno de mercurio detrás de los libros de su biblioteca; las emanaciones mercuriales lo mataron. El mercurio es un alergeno muy potente capaz de producir alergias, reacciones de hipersensibilidad distintas a las usuales. En el plasma de la sangre se une a una proteína y adquiere el carácter de un antígeno. Un *antígeno* es una unión proteica que en pequeñísimas cantidades provoca que el organismo desarrolle anticuerpos que se movilizan contra la toxina, o lo que es lo mismo, contra el mercurio fijado a la proteína. Normalmente se efectúa entonces un ataque general en el que el elemento extraño es neutralizado en todo el organismo por anticuerpos creados específicamente para el caso. A continuación se inicia el trabajo de transportar el veneno y de eliminarlo. No obstante, cuando un veneno tan potente entra en el organismo constantemente y durante largo tiempo, el cuerpo anuncia en su registro que las medidas de defensa, rechazo, neutralización y eliminación no bastan. Es entonces cuando aumentan sus reacciones de rechazo o sea, surge la hipersensibilización.

Por tanto, debemos tener cuidado con la alimentación y también con algunas prácticas médicas que todavía son utilizadas en las consultas de los odontólogos para la oclusión de las caries (los empastes).

El material de obturación que más se utiliza para restaurar molares y premolares son las amalgamas, mezclas de metales con mercurio. Al frotar el polvo metálico con el mercurio surge muy pronto una mezcla obturante apta para empastar el diente. Dos horas más tarde, la dureza de esta mezcla permite masticar sobre el empaste. Sin embargo, al ser mezclas de diversos metales, que en su configuración molecular ocupan sitios diferentes, se produce una diferencia de potencial que origina lo que se denomina «efecto pila», llamado así porque surgen una serie de corrientes eléctricas que se pueden medir muy bien con un voltímetro adecuado y que oscila entre 200 y 600 milivoltios. Muchos pacientes pueden sentir directamente estas corrientes cuando sin proponérselo tocan sus amalgamas con el cubierto al comer. Algunos incluso sienten pequeñas descargas eléctricas, otros hablan de sabor metálico en la boca, similar al que produce el contacto de los polos de una pila con la lengua.

Una sobrecarga que día y noche a lo largo de los años libera débiles corrientes eléctricas en la boca no resulta indiferente a la salud, sino que se va convirtiendo en una verdadera espina irritativa. Algo más grave aún que estas corrientes es la liberación de iones metálicos de los cuales los de mercurio son los más peligrosos.

RADIACTIVIDAD Y ALIMENTACIÓN

A raíz de los accidentes producidos en las centrales nucleares (Chernobil, Three Miles Island, etc.), las nubes radiactivas transportan el yodo 131 que, al caer sobre la tierra, se deposita en las hojas y la hierba que pastan los animales, llegando posteriormente a nosotros a través del consumo de carne, leche, frutas, verduras...

También, y sin saberlo, estamos recibiendo radiaciones mediante el televisor y el monitor de rayos catódicos del ordenador. Estas radiaciones son emitidas por las partículas fosforeadas que se proyectan en la superficie de la pantalla.

En una ocasión, el doctor Oberbach colocó una hoja de papel blanco a unos 10 cm de la pantalla de un televisor durante media hora. A continuación, hizo un estudio de las partículas radiactivas depositadas en la hoja y encontró yodo radiactivo, radón y otra serie de partículas, la mayor parte de ellas radiactivas.

Es difícil plantearse cuál sería la dosis segura de una radiación, pero estudios científicos revelan que sus efectos se acumulan, por lo que un gran número de pequeñas dosis de radiación es más perjudicial para la salud que unas pocas dosis elevadas.

Experimentos hechos con ratas y conejos expuestos a radiaciones débiles demuestran la existencia de cambios en la actividad eléctrica cerebral, en la composición química de la sangre y en los sistemas hormonal e inmunitario.

No hay que olvidar la abusiva utilización que hacemos del microondas para calentar alimentos, ya que entraña cierto peligro para la salud porque las radiaciones que emite pueden modificar el comportamiento celular.

CONSEJOS PRÁCTICOS SOBRE LA COCCIÓN DE LOS ALIMENTOS

Los alimentos no se deben cocer en exceso, porque de lo contrario, pierden la mayor parte de sus propiedades nutritivas. Un alimento, al cocerse, desprende, entre otras sustancias, minerales y oligoelementos que pasan a formar parte del caldo de cocción. Por eso es muy conveniente aprovecharlo y utilizar siempre una tapadera, porque el vapor condensado es rico en elementos nutritivos y de esa forma los recuperamos.

Es mejor cocinar al vapor que hervir los alimentos, ya que en el primero de los casos se pierden pocos minerales, oligoelementos y vitaminas.

La fritura y el rebozado son los procedimientos de cocción menos dietéticos. Es preciso tener en cuenta una serie de consideraciones:

— Cuando la temperatura del aceite es demasiado

elevada se pueden desnaturalizar sus ácidos grasos y pueden perjudicar la salud.

— Los aceites más indicados para freír son los de oliva, soja y girasol.

— No deben mezclarse diferentes aceites, ya que tienen distintos puntos de calentamiento.

— La forma más correcta de conservar el aceite es en recipientes protegidos de la luz.

— No es conveniente freír con poco aceite, porque el alimento se impregna de grasa.

— Para neutralizar un aceite es conveniente filtrarlo después de cada uso; en caso contrario, las partículas y los residuos que el aceite pueda contener hacen que se vuelva rancio y cree sustancias tóxicas.

— Los fritos y los rebozados han de estar dorados, pero jamás quemados, ya que pueden formarse sustancias con efecto cancerígeno como los benzopirenos y alquitranes.

— Los fritos son siempre ricos en grasas y su digestión es lenta y difícil. Este tipo de alimentos puede ser recomendable para personas que realizan ejercicios físicos importantes, en ciertas épocas del crecimiento o cuando el invierno es muy frío y apetece un alimento más energético.

Recomendaciones para evitar la pérdida vitamínica de las frutas, las verduras y las hortalizas

Estos alimentos aportan hidratos de carbono, vitaminas, minerales y prácticamente nada de grasas. Tienen un alto contenido en celulosa, sustancia que tiene una función importante en la prevención del estreñimiento.

Consejos prácticos:

— Las verduras no se deben pelar.

— Cuando las cortamos hay que procurar hacerlo en grandes porciones, de esta forma evitaremos una mayor pérdida de sustancias nutritivas.

— El tiempo de cocción será el suficiente para que el vegetal quede tierno. Asimismo, debemos evitar los sucesivos calentamientos de los vegetales ya cocinados.

— Muchas amas de casa utilizan un poco de bicarbonato sódico en la cocción de verduras con el fin de intensificar su color verde, pero lo que no se imaginan es que favorece la destrucción de las vitaminas. Por el contrario, si se añaden unas gotas de zumo de limón o de vinagre estaremos protegiéndolas.

En resumen:

- Los alimentos deben estar en su punto, más bien poco cocidos (como dicen los italianos, *al dente*).
- Es mejor una temperatura moderada que una alta, aunque también es aconsejable calentar a una alta temperatura durante un corto espacio de tiempo.
- Hay que evitar recalentar los alimentos y, menos aún, varios días después.
- Los alimentos no han de estar nunca quemados.
- Es importante recuperar los caldos de cocción, ricos en minerales y oligoelementos.
- Evitar los recipientes que contengan plomo. Algunos historiadores atribuyen a este metal la decadencia del Imperio Romano. Las canalizaciones de plomo, los tapones de las ánforas y el esmaltado de las vasijas eran factores que presuntamente habían hecho disminuir el coeficiente intelectual y la fertilidad de los romanos.
- Utilizar ollas y recipientes de barro, acero inoxidable y vidrio resistente al fuego.
- Cocer al vapor, porque preserva todas sus vitaminas y minerales conservando todo su aroma.

Nuestro aparato digestivo comienza en la boca, donde, y en forma de saliva, se segrega el primer tipo de jugo digestivo y la mucosa sublingual absorbe las primeras sustancias. Para facilitar la digestión es muy importante que los alimentos se trituren y se mezclen con la saliva mediante una masticación correcta.

En las sociedades más desarrolladas, el estrés y la falta de tiempo hacen que cada vez comamos más deprisa, prácticamente sin masticar, con la consiguiente aparición de dispepsias (malas digestiones).

Los orientales resuelven fácilmente estos problemas con la utilización de palillos en lugar de cubiertos, porque así llevan a la boca una menor cantidad de alimentos. En China y los países del sudeste asiático, la obesidad es mínima gracias a estos hábitos.

Por tanto, debemos tener muy en cuenta la importancia de la masticación en el proceso digestivo.

Una vez que los alimentos han sido convenientemente masticados, la papilla resultante inicia un camino hacia el estómago a través del tubo digestivo. La presencia de los alimentos estimula unos movimientos peristálticos que recorren todo el tubo digestivo y facilitan su paso.

Cuando el bolo alimenticio llega al estómago, los fermentos de los jugos gástricos (sobre todo, ácido clorhídrico y pepsina) descomponen los alimentos para que puedan ser asimilados por la mucosa y, posteriormente, absorbidos por la sangre y la linfa.

El interior del estómago está recubierto por una pared compuesta por unas células especiales que protegen la mucosa gástrica de la autodigestión. Es decir, estas células impiden que los jugos gástricos que participan en el proceso de digestión de los alimentos compuestos de carnes, ataquen también al estómago.

Existe la creencia generalizada de que todo lo que se come se digiere. Sin embargo, no es así. Un ejemplo de ello es la fibra que contienen los hidratos de carbono y, en particular, la celulosa de muchas frutas y verduras. Esta fibra sin digerir acumulará mucho agua y, consecuentemente, aumentará el volumen produciendo una sensación de saciedad (de estar lleno) al tiempo que estimula las contracciones para la evacuación.

Un buen número de productos basan su eficacia en la fibra. Uno de los más conocidos es el glucomanano, principal componente de la fibra de una planta llamada *amorphophallus konjac.* El glucomanano no puede ser asimilado, porque el organismo carece de enzimas apropiadas y, por tanto, no produce aporte calórico. Al ponerse en contacto con el jugo gástrico incrementa su volumen en más de cien veces, formando un gel viscoso que dilata las paredes gástricas y provoca una sensación de saciedad. Asimismo, aumenta el volumen de las heces y estimula el peristaltismo intestinal comportándose como un laxante mecánico natural.

El intestino, la raíz del aparato digestivo

Al igual que en el organismo de un vegetal la raíz es la encargada de absorber del medio nutriente (la tierra) las sustancias necesarias para su supervivencia, en el hombre son las células mucosas del intestino las que obtienen del bolo alimenticio los elementos necesarios para la vida del cuerpo.

Los componentes del bolo alimenticio no son adecuados si los alimentos que ingerimos no son biológicos y se abusa de los medicamentos y productos químicos. Las células mucosas del intestino enferman y, por consiguiente, el cuerpo enferma de igual forma que una planta se marchita si su raíz se pudre.

Así como para la raíz de la planta es vital el conjunto de bacterias que constituyen el suelo, para la mucosa intestinal es necesaria una flora bacteriana intacta y biológica.

Para el recién nacido el contacto con bacterias es un hecho importante en su proceso de adaptación al mundo, porque cuando nace comienza la vida en común (simbiosis) con estos gérmenes.

Para nuestra salud es fundamental que la flora bacteriana del intestino esté intacta. Los gérmenes productores de acidez son de gran importancia para una flora sana, ya que crean una barrera contra los gérmenes que ascienden de la putrefacción del alimento y frenan el crecimiento de otras bacterias nocivas. Además, participan en el aprovechamiento del alimento y en la síntesis de las vitaminas B y K, responsables de la coagulación de la sangre.

Las bacterias intestinales son imprescindibles para la creación de nuestro sistema inmunológico, cuyas bases se asientan en las seis primeras semanas de nuestra vida.

Nuestro aparato digestivo posee una cantidad muy importante de tejido linfático que se encuentra bajo la mucosa intestinal. En este tejido se hallan los linfocitos (células de identificación y de memoria), que se activan en contacto con bacterias, virus o demás agentes invasores, levantando una verdadera barrera defensiva contra ellos.

El entorno que precisan las bacterias para su supervivencia está en función de la cantidad de jugos gástricos, que dependen a su vez de la alimentación, sobre todo de la bilis, que tiene una gran importancia para la flora intestinal.

Esta simbiosis puede ser alterada por la ingestión de antibióticos, medicamentos, alcohol, nicotina y por las lesiones que alteran el proceso digestivo.

Cuando algo modifica esta simbiosis, el órgano que primero padece las consecuencias es el hígado, ya que está permanentemente inundado de sustancias dañinas.

El hígado

El hígado se encuentra en la parte derecha del abdomen, debajo del diafragma. En él se forma el líquido biliar mediante un proceso que se lleva a cabo día y noche, y éste se acumula en la vesícula biliar.

La bilis es un líquido alcalino que colabora en la neutralización de los alimentos ácidos que proceden del estómago; funciona como desinfectante y antiséptico en el intestino, y además, estimula el peristaltismo.

La vesícula biliar vierte sus secreciones en la parte superior del intestino delgado que comunica con el estómago, y estas secreciones son las que descomponen las albúminas, las grasas y los hidratos de carbono.

Nuestro sistema gastroduodenal siempre está sometido a un esfuerzo excesivo. Muchas veces, nuestros intestinos están enfermos, agotados y aún se les obliga a seguir trabajando. Como consecuencia, todo lo que no ha sido bien digerido se convierte en toxina, y el hígado es el órgano desintoxicador por excelencia.

Todas las sustancias tóxicas que entran en nuestro cuerpo tienen que pasar por el hígado: productos nocivos en descomposición procedentes del intestino, alcohol, medicamentos, conservantes, insecticidas, herbicidas, etc.

En ocasiones, el hígado se encuentra sometido a un esfuerzo excesivo y llega a claudicar. Asimismo, en él se producen importantes fermentos y sustancias necesarias para la coagulación de la sangre.

Curar la raíz enferma

La sabiduría de la humanidad sobre el poder limpiador y renovador del ayuno es antiquísima. Por desgracia, mucha gente piensa que el ayuno sólo les hace falta a los gordos para que puedan perder los kilos que les sobran, pero no es consciente de su efecto reconstituyente.

El ayuno supone una renuncia total a los alimentos sólidos, sólo se pueden tomar infusiones de hierbas, agua y caldo vegetal.

Además de purgar y cuidar el sistema gastrointestinal cuando se encuentra enfermo, el ayuno lo alivia enormemente. El hígado, sin embargo, tendrá que trabajar un poco más, puesto que su labor consiste en desintoxicar la sangre cargada de elementos nocivos de los intestinos.

Con esta práctica, los filtros se limpian, lo enfermo desaparece y sólo queda lo sano.

Las toxinas tratadas y preparadas en el hígado para ser expulsadas se evacúan a través de la mucosa intestinal, los pulmones, los riñones y la piel (la elevada eliminación a través de la piel debe ayudarse mediante baños, duchas, frotaciones con cepillo...).

Las personas que ayunan despiden con frecuencia olores desagradables y la lengua —tarjeta de presentación de la mucosa intestinal— se ve sucia y sarrosa, signo de la elevada eliminación de toxinas.

La mucosa intestinal se va limpiando progresivamente, desprendiendo todas las incrustaciones e impurezas. Cuando estos elementos nocivos entran en contacto con la sangre pueden producir algunos síntomas desagradables como dolor de cabeza, malestar general, náuseas, etc., pero sólo son trastornos momentáneos. Por eso, las crisis que pueden aparecer durante el ayuno, confirman que el proceso de limpieza se está realizando con normalidad.

Para aliviar estos síntomas durante el ayuno debemos tomar abundante agua, proporcionando al riñón una cantidad suficiente de medio disolvente ideal para poder eliminar los elementos tóxicos que deben ser expulsados por dicha vía. También alivia la utilización de enemas o lavativas diarias que ayudan a eliminar la mugre intestinal.

Un día de ayuno

Por las mañanas hay que beber un cuarto de litro de agua caliente en la cual se habrá disuelto una cucharadita de sulfato magnésico, de modo que la sal pasa por los intestinos sin ser absorbida, pero limpia la mucosa intestinal y se lleva las impurezas. Estas toxinas con el flujo bilial estimulado por la sal provocan una fuerte necesidad de evacuar siendo las deposiciones casi líquidas.

Cuantas más toxinas se eliminan por los intestinos más necesidad de evacuar se sentirá.

La comida se compondrá de un caldo vegetal caliente y para la cena se puede volver a tomar una suave infusión de hierbas, añadiendo una cucharada de miel y unas gotas de limón.

Aparte del líquido que ingerimos durante las comidas, es necesario beber de dos a tres litros más de líquido al día en forma de infusiones depurativas y agua mineral.

La transición del ayuno a la comida normal tendría que producirse paulatinamente. Lo mejor para ello es comenzar con la dieta de Mayr para pasar después a frutas, verduras y ensaladas.

Es importante tener presente que cualquier cura de ayuno debe hacerse con un seguimiento médico.

La dieta de Mayr

Según el doctor Mayr, la dieta de leche y pan tiene unos efectos casi tan beneficiosos como el ayuno de infusiones, con la ventaja de que permite comer algo sólido.

La leche cruda contiene casi todos los elementos vitales importantes que necesitamos y, además, posee un gran efecto desintoxicante. Se puede utilizar también, en lugar de leche, requesón o yogur.

Esta dieta permite tomar un poco de pan, pero debe ser ingerido muy bien masticado.

La forma de seguir esta dieta es la siguiente: tomar un bocado de un panecillo cortado en finas rebanadas y masticarlo unas treinta o cuarenta veces hasta que el panecillo se haya licuado y tenga un sabor dulzón. Tome ahora una cucharadita de leche, yogur o lo que haya decidido, y mezcle bien los dos componentes, sólo entonces puede tragar. Deje de comer pan y tomar leche cuando se sienta ligeramente saciado.

Al igual que en el ayuno de infusión, es necesario tomar sulfato magnésico por las mañanas y beber mucha agua mineral.

La transición hacia la comida normal se realiza añadiendo progresivamente requesón a las comidas. También se puede tomar un huevo pasado por agua o un poco de jamón de york.

El doctor Mayr desarrolló esta terapia a raíz de la idea de que la mayoría de las enfermedades tiene su origen en unos intestinos debilitados. Con su terapia, los intestinos, «las raíces de la planta humana» se someten a una depuración especialmente intensa que alivia de forma duradera la mayoría de las enfermedades crónicas.

La dieta depurativa

Se basa fundamentalmente en la ingestión de leche y fruta.

Desayuno: Un vaso de leche o pieza de fruta o un yogur.

Almuerzo: Tres o cuatro piezas de fruta.

Merienda: Como el desayuno.
Cena: Otras tres o cuatro piezas de fruta.

Cuando se habla de «pieza de fruta» entendemos el tamaño normal de una manzana. Tratándose de melón o sandía, una pieza de fruta es una tajada, y en el caso de fruta menuda (fresas, cerezas, uvas), nos referimos a una taza llena.

Es necesario acompañar esta dieta con abundante agua, y se pueden tomar infusiones calientes de hierbas depurativas (bardana, diente de león, zarzaparrilla, etc.) en caso de que se noten molestias o dolor de estómago, debido a que todo lo que se está ingiriendo es dulce y frío, y el estómago necesita algo salado y caliente. Dichas molestias pueden ser aliviadas tomando un consomé de verduras.

Esta dieta es muy depurativa porque descienden los niveles altos de colesterol, ácido úrico, glucosa, etc., y es totalmente inocua. Si se hace durante más de una semana es necesario aportar algún complejo polivitamínico.

La alergia alimentaria

Los síntomas de una intolerancia alimentaria son diferentes para cada paciente. Además, abarcan una gama tan variada de molestias y síntomas que en la mayor parte de los casos, a la persona afectada ni se le ocurre pensar que puedan estar relacionadas con su alimentación.

Normalmente los alimentos no tolerados causan trastornos en los órganos del aparato digestivo. En otras ocasiones surgen molestias que no se pueden relacionar con la comida, bien sea porque son generales y poco específicas (cansancio, nerviosismo), o porque no es fácil reconocer su conexión con los intestinos (dolores articulares, jaquecas...).

Un factor agravante es que frecuentemente no se observa una relación temporal entre la aparición de los síntomas y el consumo de un determinado alimento, especialmente si se toma con frecuencia.

La intolerancia se puede manifestar en forma de múltiples enfermedades: obesidad, migraña, afecciones gastrointestinales, asma, reumatismos, dermatitis alérgicas, psoriasis, hiperactividad en niños, depresiones, etc.

Estas enfermedades tienen un denominador común, la alergia alimentaria, hecho que se desprende de los éxitos obtenidos con una dieta pobre en alergenos. Los principales alergenos son la leche y los productos lácteos, los cereales, las frutas y verduras, el azúcar y los aditivos alimenticios.

Hay casos en que existe una estrecha conexión entre los alimentos que no se toleran y las molestias que ocasionan (por ejemplo, si al consumir pescado aparece una erupción cutánea). Pero en la mayoría de los casos la alergia alimentaria es encubierta; es decir, no se reconoce la relación entre el consumo del alimento y los síntomas.

La mejor forma de descubrir una alergia alimentaria es una dieta de supresión y de prueba. Para empezar, se suprimen todos los alergenos alimenticios durante cinco días como mínimo, que se puede realizar por medio del ayuno o una dieta básica en la que sólo se ingieren tres o cuatro alimentos que rara vez producen una intolerancia (mijo, arroz, berenjenas o aceite de girasol).

En la mayor parte de los casos, al cabo de estos cinco días, se consigue una clara mejoría o incluso la desaparición completa de los síntomas.

A continuación, para descubrir el alimento que genera la alergia, se prueba uno tras otro. Con el primer alimento no tolerado aparecen los síntomas al cabo de media hora; a veces, transcurren algunas horas y rara vez al cabo de un día.

Una vez hallado el producto causante de la alergia, se suprime del menú y se incluyen en la dieta sólo los alimentos tolerados.

Si se descarga el cuerpo de los alergenos alimenticios durante algunos meses, es posible recuperarse hasta el punto de que muchos productos, antes causantes de alergia, vuelven a tolerarse bien. A lo largo de este período habría que abstenerse de tomar azúcar y carne de cerdo.

Las sustancias químicas que ingerimos sin darnos cuenta (residuos de pesticidas en frutas y verduras, conservantes, aditivos, colorantes, etc.) y una alimentación inadecuada provocan el deterioro del ambiente intestinal normal. A la larga, se produce una irritación crónica de la mucosa intestinal con estados inflamatorios, y los canales de salida de la vesícula biliar y del páncreas se inflaman, con lo que el rendimiento de la digestión disminuye todavía más.

Favorecidos por estas circunstancias, los alimentos que son alérgicos y que de otra forma hubieran sido parados por la barrera de los intestinos, llegan a entrar en el organismo produciendo todos los síntomas de una alergia alimentaria.

La terapia de biorresonancia

Es uno de los métodos biofísicos más modernos y revolucionarios de los últimos años que no sólo permite el diagnóstico y el tratamiento de las enfermedades, sino que también representa una nueva concepción de la medicina y el hombre enfermo.

Esta metodología, desde un punto de vista holístico, sintetiza conceptos de la medicina biológica como la homeopatía, la organometría funcional, la neuralterapia, la odontología neural y la geopatología, entre otras.

La terapia de biorresonancia permite efectuar una terapia extremadamente eficaz sin utilizar ningún tipo de fármacos.

El principio científico de esta terapia fue desarrollado en los años sesenta por el doctor Morell y el ingeniero Rasche utilizando como punto de partida las investigaciones llevadas a cabo por el biofísico Albert Pop, que descubrió que las células emitían un tipo de mensaje fotónico a través del cual se comunicaban lo bueno y lo malo. Esto explicaba de alguna forma cómo los gemelos univitelinos enferman a la vez e incluso a distancia.

Pensemos que el hombre está inmerso en un mundo de ondas electromagnéticas que provienen de la tierra y del cosmos. Cada ser vivo recibe y emite ondas electromagnéticas de distinta frecuencia, duración y forma.

Las células vivas emiten constantemente este tipo de ondas informando al organismo en cada instante sobre su estado actual. Bajo este punto de vista, la salud pude ser definida como la condición en la cual todos los tejidos orgánicos están en armonía entre sí. Dicha armonía es mantenida y expresada por ondas electromagnéticas ordenadas y coherentes. Cuando se desordenan y se hacen incoherentes y, en consecuencia, no transmiten correctamente las informaciones entre las diferentes partes del organismo, aparece la enfermedad.

Cada órgano presenta un estado vibratorio diferente o, lo que es lo mismo, una banda específica de frecuencias que son emitidas hacia el exterior en forma de ondas electromagnéticas. En el caso de que una persona padezca una enfermedad, experimenta una modificación del espectro de frecuencias que será detectada por el aparato de biorresonancia a través de unos electrodos que se conectan a manos y pies. Estas ondas electromagnéticas patológicas (ondas disarmónicas) pasan dentro del aparato a través de un filtro biológico que hace que estas energías patológicas se conviertan en su opuesto;

es decir, se anulan las patológicas y se fomentan las oscilaciones armónicas del paciente, permitiendo que los mecanismos de autocuración del organismo prosigan su camino sin ningún impedimento.

La terapia de biorresonancia permite lograr un éxito terapéutico en casos en que los tratamientos habituales han fracasado.

Con la terapia de biorresonancia se pueden tratar las intolerancias alimentarias de una manera rápida, indolora y sin efectos secundarios.

Los alimentos que con mayor frecuencia causan estos tipos de trastornos son la levadura, la leche y sus derivados, el gluten de trigo, los huevos, la soja, el maíz y otros cereales. Se han individualizado unos ochenta alimentos como responsables de las intolerancias alimentarias.

En una sesión de biorresonancia se pueden estudiar uno por uno, con precisión y rapidez. Una vez descubiertos los productos responsables de la alergia alimentaria se realiza una desensibilización específica de cada alimento producto de la intolerancia, con la eliminación total de la dieta de dicho alimento durante las cuatro o seis semanas que dura el tratamiento, después de las cuales éste puede ser ingerido sin problema.

Las dificultades de concentración de los niños nerviosos y difíciles de educar a menudo están causadas por alergias alimentarias ocultas. Es importante saber que los niños extremadamente agitados a menudo son alérgicos a la leche.

De igual manera el hipercinetismo infantil está en gran medida asociado a la absorción crónica de azúcar y aditivos alimentarios, sobre todo el glutamato de sodio.

Con frecuencia se encuentra asociada a la intolerancia alimentaria una infección crónica del intestino, de la vagina y de otros órganos por el hongo *Candida albi-*

cans. Esta infección, cada vez más frecuente por la disminución de las defensas del ser humano, puede producir sensibilizaciones múltiples a alimentos. La infección por este hongo se produce por varias razones: consumo frecuente de antibióticos, exceso de vacunaciones, dieta con abundantes productos refinados y azúcares y consumo de anticonceptivos por vía oral durante mucho tiempo.

La biorresonancia permite una individualización específica del alergeno responsable, confrontando al paciente con todos los alergenos posibles hasta individualizar con exactitud las sustancias responsables del problema. Si, a pesar de todas las pruebas, no fuese posible determinar el alergeno causante, se podría utilizar como diagnóstico la sangre del paciente, que contiene el mensaje electromagnético global de sus componentes, incluidos los anticuerpos y los inmunocomplejos. Esto permite entonces una desensibilización global con resultados excelentes.

Si se utilizan las oscilaciones propias del paciente junto a la biorresonancia, es posible desarrollar el proceso de curación, incluso en los casos más resistentes.

El polvo, el polen, el moho, los pelos, las fibras, los vegetales y los productos químicos son las sustancias más conocidas capaces de producir reacciones alérgicas. Sin embargo, tras ellas, se oculta a menudo una intolerancia alimentaria, que puede llegar a producir graves problemas de salud.

La kinesiología holística

Es la ciencia que estudia los desequilibrios físicos, energéticos y bioquímicos del organismo humano a partir de la información obtenida al someter a los músculos a una serie de pruebas. Es preciso tener en cuenta que los músculos están ligados al nervio que controla el órgano.

Por los cambios que se producen en el tono muscular, podemos determinar una falta de vitaminas o minerales, y también los alimentos que nos provocan intolerancia.

El cuerpo ofrece una serie de puntos reflejos que, sometidos a la presión de los dedos, revela la situación orgánica.

El organismo se adapta o no a la presión digital, de ahí que la no adaptación crea debilidad o cambio de resistencia en los músculos probados. De esta forma, la kinesiología holística nos permite detectar el alimento que nos produce intolerancia.

El estreñimiento

El estreñimiento constituye uno de los problemas más frecuentes en nuestra vida cotidiana y su incidencia ha aumentado en los últimos tiempos por diversas razones: alimentación inadecuada, falta de actividad física, abuso de medicamentos, enfermedades hepáticas, en particular trastornos de la vesícula biliar, prisas y estrés.

La mayoría de los estreñimientos crónicos es funcional; es decir, se debe a una alteración en el funcionamiento intestinal. En otros casos, el retraso en la evacuación puede ser síntoma de una enfermedad intestinal o malestar general.

La deposición debe ser diaria. Por tanto, podemos definir el estreñimiento como un retraso en la evacuación durante un período superior a cuarenta y ocho horas. Estas deposiciones son de consistencia dura y generalmente se efectúan con dificultad.

Los países más desarrollados son los que tienen un mayor índice de población con problemas de estreñimiento, ya que las dietas suelen ser ricas en proteínas y grasas, pero pobres en fibras que dejen residuos. En el

Tercer Mundo, la alimentación es fundamentalmente vegetal y rica en celulosa, lo que permite un ritmo adecuado en las deposiciones.

La mejor forma de prevenir el estreñimiento comienza con una buena dieta rica en fibras que facilite la motilidad intestinal. Desde los primeros años de la infancia es preciso evitar el exceso de dulces y acostumbrarse a la ingestión de frutas y verduras. Asimismo, debemos intentar efectuar las deposiciones de forma regular durante las mañanas con el fin de aprovechar el reflejo gastrocólico del desayuno.

El uso regular de carbohidratos refinados y la falta de fibra en la dieta incrementan el tiempo de tránsito de los deshechos intestinales y estimulan la putrefacción en el colon. Ambos factores se han asociado con el estreñimiento y ciertas enfermedades intestinales como la diverticulitis, la colitis y el cáncer de colon.

Según la Sociedad Americana de Cáncer, el cáncer de colon, cuyo tratamiento quirúrgico tiene un elevado porcentaje de éxito cuando es detectado a tiempo, puede tener su causa en los agentes ambientales como los pesticidas y los herbicidas utilizados en las cosechas, las hormonas y los antibióticos suministrados a los animales, y los agentes carcinogénicos que flotan en el aire que respiramos.

¿Laxantes? No, gracias

En caso de estreñimiento, lo peor que se puede hacer es tomar laxantes con regularidad, porque el intestino se habitúa rápidamente y es necesario aumentar la dosis todos los días. Además, los laxantes, sean químicos o naturales, irritan la mucosa intestinal, provocan la pérdida de importantes minerales (potasio, calcio, etc.) y causan trastornos a la flora intestinal.

Las infusiones laxantes de procedencia vegetal se presentan muchas veces como inofensivas; sin embargo, las hojas de sen, por ejemplo, actúan liberando unas resinas (senósidos) que provocan la contracción muscular intestinal en el momento más inadecuado y sin posibilidad de espera.

Cómo tratar el estreñimiento

Una buena alimentación en fibra desde la infancia es la mejor prevención. De todas formas, agua, aceite, yogures, pan, frutas, tratamientos homeopáticos, lavativas y colonterapia son útiles a la hora de solucionar estos problemas.

1. *Agua.* Cuando hay estreñimiento las heces suelen ser duras, pero la ingestión de agua evita que lleguen resecas. Al mismo tiempo, cuando bebemos mucho agua estamos estimulando el reflejo gastrocólico, que se inicia al llegar el agua al estómago, impulsando los movimientos peristálticos intestinales y favoreciendo de este modo el reflejo de la evacuación.

2. *Aceite.* Su acción es doble: por una parte, realiza una lubricación mecánica en la pared intestinal; y por otra, produce un efecto colagogo. Es decir, la contracción de la vesícula biliar, que vierte su contenido de bilis al intestino, facilita la digestión y la motilidad.

El aceite más recomendable es el de oliva y debe tomarse una cucharada sopera por la mañana en ayunas.

3. *Yogures.* Son ricos en *Lactobacilus vulgaris,* gérmenes de gran importancia para el equilibrio de la flora intestinal; su labor mejora el tránsito instestinal. También es recomendable, no sólo en personas sanas, sino en las que tengan cuadros diarreicos secundarios o sometidas a tratamientos con antibióticos, con los que la flora intestinal suele quedar alterada.

4. *Pan.* El mejor es el integral, rico en celulosa, que facilita el tránsito intestinal. El pan blanco elaborado con harina de trigo no tiene ningún valor, porque la corteza del grano (donde se encuentra la celulosa) ha sido eliminada.

5. *Frutas.* Son, junto con las verduras y los cereales, los alimentos fundamentales en el aporte de celulosa y metilcelulosa necesarias para la correcta motilidad intestinal.

Las ciruelas, por ejemplo, son ricas en fibra y azúcares y actúan conjuntamente estimulando la motilidad. La misma importancia tienen otras frutas como los higos, las peras, las uvas, los cítricos y, sobre todo, la manzana, que, si se come con la piel, es rica en celulosa y pectina, con una marcada acción laxante: pero si se oxida (rallada y expuesta al aire), es eficaz en trastornos diarreicos.

6. *Homeopatía.* Varias fórmulas homeopáticas ayudan a superar estreñimientos y una de ellas es la siguiente:

	- *Cortex rhamus pursiana*	0,05	g
aa	- *Rhus toxicodendron*	4	cucharadas
0,01	- *Graphites*	4	cucharadas
	- *Baryta carbonica*	4	cucharadas
	- *Apis mellifica*	4	cucharadas

Dosis: una cápsula tres veces al día antes de las comidas.

7. *Irrigación, enema o lavativa.* Esta práctica ha caído casi en el olvido. No obstante, tiene un valor inestimable no sólo ante la lucha contra el estreñimiento, sino también en muchos otros trastornos gastrointestinales (vómitos, diarreas, fiebre, etc.).

La evacuación a fondo del intestino grueso comporta una desintoxicación intensa del cuerpo por vía intestinal y estimula la actividad digestiva, especialmente importante en caso de estreñimiento.

Para llevar a cabo una lavativa precisará de un irrigador o una pera para enemas, que se pueden adquirir en farmacias o tiendas de ortopedia.

Lo mejor es hacer la irrigación con agua caliente (37-38° C) y la cantidad de agua para utilizar es de medio a un litro. Son apropiadas también las lavativas de agua salada (5 g de sal marina por litro de agua) o la infusión de manzanilla amarga (dos puñados) junto con semillas de lino, que tienen una importante acción lubricante de las paredes intestinales.

Es muy útil mezclar dos tazas de café en medio litro de agua, ya que constituye un método excelente en la desintoxicación del hígado.

La irrigación se puede hacer con el paciente tumbado sobre el vientre o de costado, pero es mejor de rodillas y con los codos apoyados en el suelo.

Modo de empleo: Se sujeta el aparato en cualquier lugar por encima del nivel del cuerpo. Una vez que se purga el aire del tubo, se introduce con cuidado el irrigador engrasado en vaselina o aceite de oliva por el ano, dejando que el agua entre lentamente en el intestino hasta que se sienta de forma clara una presión similar a la de la defecación. Intente que el agua permanezca el mayor tiempo posible en el interior antes de evacuar.

Las irrigaciones constituyen el único método junto con la colonterapia para eliminar el «pozo tóxico» de los intestinos. Un laxante, al aumentar el peristaltismo, no es capaz de evacuar las heces que se encuentran adheridas a la pared intestinal y que pueden producir residuos tóxicos.

La retención prolongada de residuos putrefactos produce la presencia de bacterias patógenas que pueden introducirse en la circulación sanguínea y convertirse en una fuente potencial de enfermedad.

8. *Colonterapia o colonhidroterapia.* Es la infusión de agua caliente dentro del colon a través de un aparato muy sofisticado que es capaz de programar la presión del agua, el volumen, el tiempo, etc. Elimina de forma efectiva la materia fecal de las paredes del colon y evita la acumulación de toxinas bacterianas en los sistemas portal y linfático.

La colonterapia tiene como resultado una mejoría funcional del hígado, elimina mucosidad, gas, parásitos y restos celulares facilitando la acción peristáltica y una mejor absorción de nutrientes.

La diferencia entre las irrigaciones o enemas, y la colonterapia es que el primer caso implica la introducción de agua dentro del colon, que es retenida y evacuada por el paciente; en el segundo, es un baño continuo controlado instrumentalmente, con objetivos terapéuticos y de limpieza, sin que el individuo esté implicado en el vaciado del recto. Asimismo, la habilidad limpiadora del enema está limitada al área del recto sigmoide, mientras que la colonterapia se extiende más allá del área de expulsión natural para proporcionar ventajas limpiadoras y terapéuticas mayores.

V. EL TRATAMIENTO DE LA OBESIDAD

Cada día están apareciendo en todo el mundo nuevos métodos, más o menos científicos, que pretenden garantizar un rápido y eficaz adelgazamiento de las personas que se sometan a ellos, pero son pocos los que respetan los principios básicos de la dietética; es decir, de la nutrición equilibrada. La mayor parte de ellos lo que hace es crear graves problemas de salud, de muy difícil recuperación, a cambio de lograr un adelgazamiento rápido.

La mayoría dc las personas no es consciente del enorme perjuicio que pueden causar a su salud con un régimen de reducción de peso, y muchas veces se someten a rigurosas dietas porque se lo ha recomendado un amigo o un vecino, sin pensar en ningún momento en las graves consecuencias que una elección equivocada puede acarrear a su salud. Además, no a todas las personas les va bien el mismo régimen.

Por consiguiente, lo más acertado a la hora de decidir someterse a un régimen es que un profesional experto en la materia aconseje, después de un reconocimiento exhaustivo, cuál es la dieta y el tratamiento adecuado que hay que seguir en cada caso concreto.

La mayor parte de las dietas que se han puesto de moda en todo el mundo han fracasado por dos motivos:

1. Por producir una rápida y excesiva reducción de peso, con lo cual, las personas que lo siguen se sienten desfallecer. En otros casos, sus carnes «les cuelgan», y abandonan el régimen antes de tiempo.

2. Porque resulta imposible continuarlo, ya que la persona que lo sigue, al carecer de nutrientes esenciales, no sólo está más hambrienta, sino además nerviosa e irritable y, cuando se encuentra sola y nadie la puede ver, se pone a comer hasta saciar su apetito.

Las circunstancias obligan a abandonar el régimen emprendido antes de lo previsto en ambos casos y, a las pocas semanas, se observa que se ha vuelto a ganar peso, entonces se prueba otra dieta.

Los principios básicos en los que hay que apoyarse para que un régimen contra la obesidad sea eficaz son:

— *Motivación.* Es la energía que nos impulsa hacia el logro de un objetivo. Muchas dietas fracasan porque se hacen sin convencimiento.

— *Voluntad.* Factor básico a la hora de seguir una dieta. Cuántas veces hemos visto a importantes banqueros, ejecutivos, políticos, etc., que están obesos y son auténticos triunfadores en su trabajo. En cambio, cuando se suben a la báscula son unos perdedores frustrados.

Para perder peso necesita:

— Aprender por un tiempo a decir «no» al alcohol y determinados alimentos.

— Es preciso reemplazar la satisfacción de comer por otros placeres más constructivos.

— Perder peso significa aprender nuevos hábitos de comida y bebida.

— Valore sus avances en lugar de lamentar sus errores.

— Es necesario aprender a comer. Hay que hacerlo de forma pausada, masticando bien los alimentos.

— Evite el sedentarismo. El ejercicio físico, además de producir una sensación de bienestar, ayuda a mejorar de forma considerable el tono muscular, evitando la flaccidez y las estrías que a veces aparecen cuando se adelgaza muy rápidamente. También aumenta la capacidad de los vasos coronarios que son los que proporcionan oxígeno y nutrientes al corazón, incrementa la capacidad respiratoria y acrecienta el número de proteínas de alta densidad, que protegen de la arterioesclerosis.

— Intente cambiar un ritmo de vida estresante por otro más tranquilo y sosegado.

— Lo peor de una dieta es no hacerla. Frases como «La semana que viene empiezo», es igual a no comenzar nunca.

— Lo ideal es pesarse sólo una vez por semana, porque de un día a otro, a veces, no hay cambios y psicológicamente es contraproducente en un tratamiento de obesidad.

— Lo importante no es bajar hasta el peso ideal, sino hasta el peso posible.

— No se resigne nunca a comprar ropa de una talla mayor, con ello se habrá resignado a ser obeso.

— Una dieta debe permitir bajar entre 500 y 1 kg por semana. Pérdidas excesivas no sólo son peligrosas para nuestra salud, sino que hacen que el peso se recupere rápidamente. La Organización Mundial de la Salud (OMS) recomienda perder a lo sumo 1 kg por semana.

— No coma nunca exageradamente. Es preferible siempre levantarse de la mesa con «un poquito de hambre».

Cualquier terapia dietética del paciente obeso debe incluir:

— Conseguir el peso «ideal» o «posible» sin provocar daños en la salud, con un programa de alimentación razonable que tendrá que responder a las siguientes características:

a) Adaptarse lo más posible a las costumbres y a las exigencias organolépticas del paciente (personalización de la dieta).

b) No provocar hambre excesiva entre las comidas. Para ello puede chupar lentamente un caramelo sin azúcar, que facilitará la liberación de insulina y una disminución del apetito. Las infusiones de té también tienen la propiedad de saciar el apetito.

c) Que la dieta sea simple para poder seguirla fuera de casa. Por norma, debemos disminuir el consumo de grasas, sobre todo las de origen animal, los hidratos de carbono refinados (azúcares y harinas) y el alcohol. Hay que fomentar el consumo de frutas, verduras y ensaladas.

d) Es fundamental que nuestra actitud vital y estilo de vida sean modificados. Es importante dormir las horas necesarias, el descanso nos ayuda a mantenernos en calma frente a las tensiones diarias; evitar las situaciones de estrés; pasear un mínimo de un cuarto de hora; evitar las sustancias excitantes como el café, el tabaco, etc.; buscar tiempo para acudir a un gimnasio o centro de estética en el que podamos recibir masajes, tonificar nuestros músculos y prepararnos para nuestra nueva imagen.

Transcurridas las primeras semanas y una vez observados los resultados, lo que antes suponía un esfuerzo, ahora forma parte de un mero estilo de vida más relajado y más equilibrado en el que no sólo habremos modificado nuestra imagen, sino también nuestra salud y nuestro equilibrio personal.

¿Qué hacer cuando la balanza no se mueve y la dieta se hizo bien?

Esta situación puede provocar cierta frustración y puede llevar a «tirar la toalla».

En ocasiones, haberse detenido en un peso puede obedecer a una disminución de la actividad física o una adaptación metabólica. Es decir, el organismo intenta defenderse ante la pérdida de algo suyo (la grasa) llegando a un peso en el que el individuo se estaciona y es muy difícil rebajarlo.

Otras veces, en casos de individuos que hacen multitud de dietas y ninguna de ellas con rigor, el termostato del peso o *set point* se bloquea y no baja.

La retención de líquidos es otro de los factores que puede originar que no bajemos de peso. Esto puede deberse a las comidas con mucha sal, las menstruaciones en la mujer, la ansiedad, el estrés, el abuso de tabaco y el alcohol...

Ante esta situación no hay que tomar diuréticos, porque empeoran el cuadro y pueden llegar a convertir un problema transitorio en algo permanente.

Los fármacos y la obesidad

Anorexígenos

La mayor parte de los fármacos que tienen como misión disminuir el apetito son derivados anfetamínicos.

A pesar de que son totalmente conocidos sus efectos nocivos, su utilización sigue siendo una cuestión controvertida. Cada vez es mayor el número de profesionales que los rechazan y desaconsejan, pero siguen siendo empleados por otros de forma controlada.

Los efectos de estos fármacos dependen de la dosis y actúan sobre el sistema nervioso central (SNC), el corazón, los pulmones y otros órganos.

Los peligros e inconvenientes de su utilización derivan en:

— No tienen ningún efecto lipolítico. Su efecto farmacológico es de tipo central y no metabólico. Su acción dura 4-6 semanas, obligando a un cambio del fármaco.

— Su acción anoréxica es paralela e inseparable de la acción estimulante, lo cual origina adicción y trastornos neuropsiquiátricos como ansiedad, cuadros maniacodepresivos, psicosis paranoide, etc.

Dextrofenfluramina

Es un fármaco muy novedoso, podríamos decir que de la última generación en el tratamiento de la obesidad. Actúa haciendo que el cuerpo responda más eficazmente a la hormona cerebral que suprime el apetito: la serotonina; y además de regular el apetito, tiene una importante acción metabólica (ayuda a sacar la grasa de la célula).

Apenas carece de efectos secundarios y su tolerancia es bastante buena.

Diuréticos

A pesar de no tener ningún efecto sobre la masa adiposa, siguen siendo frecuentemente utilizados en el tratamiento de la obesidad. Muchos obesos piensan que están gordos, porque retienen mucho líquido y utilizan diuréticos para adelgazar.

Cuando utilizamos diuréticos, estamos eliminando agua y sales (potasio, sodio), nunca grasa. Por tanto, las pérdidas de peso son siempre ficticias, y además, provocan un efecto rebote que da lugar a una mayor retención de líquidos.

Hormonas

Algunos preparados hormonales han sido propuestos para el tratamiento de la obesidad, pero ninguno de ellos se ha revelado eficaz. Por el contrario, su efecto farmacológico conlleva alteraciones endocrinas que pueden ser importantes, especialmente en jóvenes. Este es el caso de los extractos tiroideos y las gonadotropinas.

La obesidad y la acupuntura

La *acupuntura* es una técnica milenaria procedente de China que está considerada actualmente como un método terapéutico muy eficaz en la mayoría de los casos de obesidad, en particular, asociada a la homeopatía y a una dieta correcta.

El vocablo *acupuntura* (latín *acus*, aguja, *puctura*, punción) se utiliza para denominar una técnica en la que se emplea la inserción de agujas en ciertos puntos preestablecidos de la piel con el fin de restablecer la energía «chi» esencial para la salud.

La acupuntura parte de la base de que el cuerpo está recorrido por unas líneas de energía llamadas meridianos, que reparten a los órganos y tejidos las energías que gobiernan el cuerpo humano.

La medicina china considera que las enfermedades se originan por perturbaciones de la producción y la circulación de la energía. La acupuntura utiliza más de

400 puntos que se encuentran repartidos en la superficie corporal siguiendo el trayecto de los doce meridianos que recorren nuestro cuerpo. A través de estos puntos puede influirse desde el exterior en el flujo de energía del meridiano. Es posible estimular o debilitar la energía así como trasladarla a otros meridianos. De esta forma, mediante la inserción de agujas en determinados puntos, podemos conseguir éxitos importantes en el tratamiento de la obesidad.

La auriculoterapia y la auriculomedicina

Aunque generalmente se piensa que es una ciencia de origen chino, con miles de años de antigüedad, la *auriculoterapia* es un método terapéutico descubierto y puesto en marcha por el doctor Paul Nogier en 1951. Al explorar a los enfermos que atendía en su consulta de Lyon, observó que algunos presentaban una cicatriz de cauterización en la rama inferior del antihélix de la oreja, que les había sido practicada por una curandera, llamada madame Barrin, para curarles la ciática que padecían, cosa que había logrado con éxito.

Lejos de despreciar los resultados obtenidos por esta curandera en el tratamiento de un problema como es el de la ciática, el doctor Nogier investigó este curioso tratamiento, hasta que logró descubrir la existencia de una cartografía auricular en correspondencia con todos los órganos, vísceras, huesos, músculos, articulaciones, etc., del cuerpo humano, que se dibujan de tal modo que semejan la imagen de un feto en el interior del útero materno y de la que dan fe la Neurofisiología y la Embriología.

La auriculoterapia utiliza puntos o zonas de la oreja de acuerdo con la representación que tienen en ella los distintos órganos y glándulas del cuerpo. Es especialmente efectiva en los casos de obesidad de origen psíquico y fisiológico, aunque también es muy útil cuando se utiliza como complemento de otros tratamientos, gracias a su acción directa sobre las glándulas endocrinas.

Años más tarde, cuando el doctor Nogier investigaba sobre la pulsología china, comprobó que al tocar el pabellón de la oreja de una enferma a la que tomaba el pulso, se producía una variación de una señal neurovegetativa denominada VAS (Vascular Autonomic Signal), percibida como onda estacionaria pulsátil a nivel de la arteria radial, que informa sobre las alteraciones funcionales de tejidos y sistemas. A partir de este hallazgo elaboró la ciencia denominada auriculomedicina.

La *auriculomedicina* consiste en diagnosticar las enfermedades y las alteraciones energéticas del organismo gracias a la correcta interpretación de las señales que reflejan las respuestas del sistema nervioso central (SNC) a través de la estimulación de la oreja.

El doctor Nogier descubrió también que en la oreja existen siete zonas a las que bautizó con el nombre de «siete playas». Cada una de ellas entraba en resonancia respecto a la VAS a una determinada frecuencia. Se ha podido establecer que dichas frecuencias, que son expresión de la vida misma, representan la vibración electromagnética de los tejidos del organismo, ya que cada uno de ellos emite una vibración en una de estas frecuencias, que es captada por el SNC, constituyendo este fénomeno uno de los métodos de integración y unión entre aquél y la periferia (véanse figuras 27 y 28).

Por medio de este método, el doctor Nogier ha conseguido de una manera sutil hacer vibrar el diapasón que puede afinar los instrumentos que controla ese gran director de orquesta que es el cerebro.

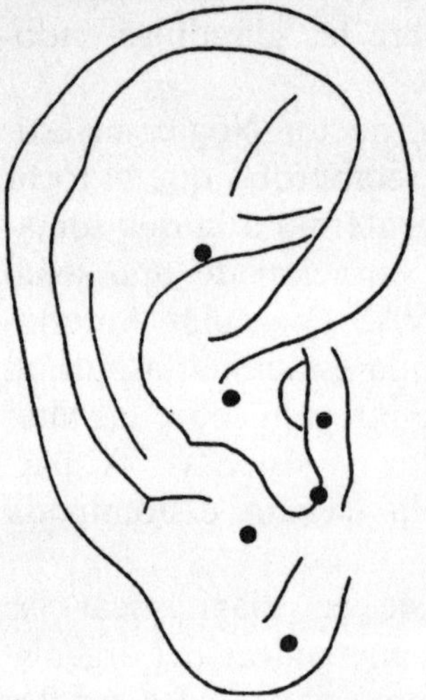

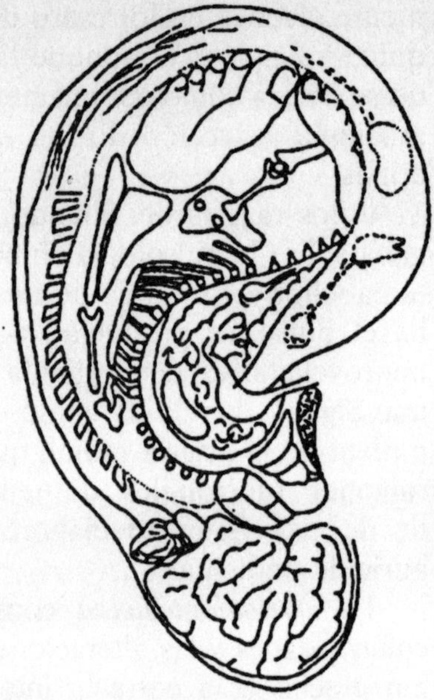

FIG. 27. *Algunos puntos utilizados en el tratamiento de la obesidad con la auriculoterapia.*

FIG. 28. *Localizaciones auriculares en la auriculoterapia.*

LA TERAPIA NEURAL

En 1925, los hermanos Ferdinand y Walter Huneke, médicos alemanes, administraron por vía intravenosa y por error un fármaco denominado Atophanil que tenía un anestésico local en su composición. Gracias a este error desapareció una jaqueca que durante años atormentó a su hermana. El dolor no volvió a presentarse en años, por lo que no era un simple efecto anestésico. Continuaron utilizando anestésicos locales y observaron que su aplicación por vía intramuscular curaba dolores de cabeza, mareos, sorderas, insomnios, etc.

En 1940, Ferdinand Huneke recibió a una paciente que se quejaba de intenso dolor en la articulación del hombro derecho, resistente a todos los tratamientos y que le impedía la funcionalidad de la articulación. Con el tratamiento de inyecciones de anestésico en la zona dolorosa no hubo mejoría alguna y el fracaso de Huneke fue total. Unas semanas después regresa con su mismo problema, pero se queja, además, de la inflamación de una antigua cicatriz de osteomielitis sobre la cara interna de la pierna izquierda. «Ya que no se puede hacer nada por mi hombro, ayúdeme, por favor, con la pierna», le había dicho la paciente a Huneke. Este, siguiendo el mismo método, infiltró la cicatriz con procaína e inmediatamente por un «fenómeno en segundos» (así se denomina a esa reacción) a la paciente le desapareció en un 100 por ciento el dolor del hombro y pudo movilizar su brazo. «No tengo el más mínimo dolor», exclamaba la paciente. Huneke había descubierto el concepto de foco interferente que provoca las cicatrices.

Cualquier elemento que altere el flujo normal de información a través del organismo se considera *campo interferente.* Una zona que no conduzca adecuadamente el impulso energético, una zona despolarizada, es un campo interferente, y también el material no eliminable por el organismo.

Estos focos provocan síntomas a distancia que pueden llegar a ser graves. También pueden causar trastornos en la regulación vegetativa general. En los adultos, los focos más frecuentes son los dentales, mientras que en los niños prevalecen las amígdalas y los sinusales.

Por *campo de distorsión focal* se entiende un proceso inflamatorio localizado, pero de dimensiones mayores que el foco. Los campos de distorsión focal más frecuentes son: los divertículos intestinales y las inflamaciones de la vesícula, del apéndice, urogenitales y cicatriciales.

En la odontología son frecuentes los focos odontógenos como consecuencia de trastornos conservadores de endodoncia (desvitalizaciones y otros). También pueden ser causados por granulomas, quistes radiculares, osteítis, etc.

Otra esfera de investigación fundamental en el diagnóstico de problemas de origen bucal y del cual ya hablamos en el capítulo dedicado al mercurio es el denominado «fenómeno de las corrientes vagantes endorales» producido por la presencia de materiales metálicos en la cavidad bucal (amalgamas de mercurio, prótesis de materiales seminobles, etc.). Los síntomas provocados pueden manifestarse localmente (gingivitis, úlceras aftosas, sabor metálico en la boca, etc.), o bien en todo el cuerpo (cefaleas, migrañas, neuralgias, vértigos, dolores reumáticos, depresión, etc.).

Las muelas de juicio o cordales, sobre todo las superiores, pueden provocar campos de interferencia bioenergética (espinas irritativas) a nivel de la anterohipófisis alterando la regulación de la hipófisis, las glándulas suprarrenales, la tiroides y las gónadas, es decir, toda la corte del sistema endocrino.

Una causa mayor de problemas y trastornos aparentemente sin relación con los síntomas, son las cicatrices. Estas pueden provocar problemas a distancia, al actuar como campos de distorsión neural bloqueando el sistema de regulación de base según Pischinger, que no está en relación con el tamaño ni la aparente gravedad de la lesión que ha originado la cicatriz, sino con su localización, como sucede con las cicatrices de apéndice, que pueden originar una disregulación por campo interferente del eje hipófisis-páncreas.

Además, estas cicatrices pueden bloquear el meridiano bazo-páncreas de acupuntura por pasar muy cerca del apéndice. También puede haber una malformación del tejido (queloides), que está estimulando ese campo interferente y provocando la liberación de adrenalina. Este campo interferente es el responsable de producir hipoglucemias pasajeras que desencadenan crisis de apetito. Por eso, hay pacientes que después de una intervención quirúrgica de apéndice, vesícula, amígdalas, etc., comenzaron a engordar. Esto puede llegar a originar una bulimia (apetito exagerado) y un estado de ansiedad al existir una mala regulación del eje córtico-hipófisis-pancreático.

He visto en mi consulta pacientes obesos que han adelgazado 3-4 kg normalizándose su apetito y el nivel de triglicéridos, sólo con desinterferir la cicatriz de la apendicitis con terapia neural.

La *terapia neural* es un procedimiento terapéutico que actúa directamente sobre el sistema neurovegetativo. El milagro de la vida sólo es posible mediante el control y el autogobierno de todos los mecanismos neurorreguladores. El intercambio de informaciones y la elaboración de estímulos se efectúa por medio de las vías del sistema nervioso vegetativo. A veces, ese sistema se ve sometido a estímulos exageradamente fuertes que interfieren y hasta bloquean el reparto correcto de la «energía» nerviosa (impulsos bioeléctricos nerviosos) hasta su destino en los centros integradores y reguladores.

La terapia neural corrige dichos bloqueos que afectan a algún tejido mediante la aplicación de microdosis de medicamentos denominados neuralterapéuticos inyectados sobre la piel, en puntos específicos propios, con lo cual se producen reacciones que tienden a erradicar las lesiones así formadas.

Sólo entonces pueden desarrollar su actividad las fuerzas inmunobiológicas del cuerpo con sus mecanismos autocurativos.

El sistema neurovegetativo con sus circuitos reguladores humorales, celulares, neurales y hormonales, toma parte en todas las reacciones en forma de interrelación cibernética. Cada interferencia en una región tiene como consecuencia una respuesta en toda la unidad funcional. Jamás se enferma un solo órgano, sino el hombre entero.

La osteopatía y la obesidad

La *osteopatía* es una técnica que pretende el establecimiento y el mantenimiento de la integridad estructural normal del cuerpo, que se logra primordialmente mediante manipulación de las articulaciones para devolverles las posiciones y la movilidad normales y aliviar con ello la tensión excesiva de músculos y ligamentos. La mayor parte del trabajo del osteópata se centra en la columna vertebral, no sólo porque su integridad es básica para el conjunto del sistema musculoesquelético, sino porque alberga la médula espinal, que es el mediador por el que ejerce su autoridad el sistema nervioso autóctono.

La mayoría de los obesos que tienen bulimia suele tener un trastorno en la regulación de la insulina. Por eso tienen hipoglucemias continuas que les hacen «picar» constantemente.

Se ha demostrado con la prueba de la glucosa que la manipulación osteopática de la primera vértebra cervical (atlas) normaliza los niveles de insulina. Esto sucede por la relación existente a nivel nervioso y de quimiorreceptores entre la primera vértebra cervical y el nervio vago, que actuando sobre el neumogástrico puede producir un estímulo pancreático, provocando una liberación masiva de insulina.

Otras veces, y debido al estrés que padecemos, estamos ocasionando un aumento de la secreción adrenérgica que provocan hipoglucemias continuas (de ahí lo importante que es la tranquilidad).

Por eso, muchos obesos no son capaces de adelgazar

sólo con una dieta, debido a esas hipoglucemias que debemos regular con la terapia neural, la manipulación osteopática, la auriculomedicina, etc.

La homeopatía y la obesidad

La *homeopatía* es un método terapéutico que consiste en suministrar al individuo enfermo como medicamento la sustancia que puede originar una dolencia similar en el individuo sano.

Esta terapéutica está basada en lo que llamamos «Ley de la similitud»; es decir, para curar determinadas enfermedades se debe buscar sustancias que provoquen en el organismo humano una enfermedad análoga a la que se quiere curar.

Por ejemplo, el café, que provoca insomnio, nerviosismo y taquicardia, tomado con abuso, puede curar esos mismos síntomas administrado en pequeñas dosis (infinitesimales).

La intoxicación por azufre provoca, entre otras alteraciones, sensación de calor, aumento de peso y manchas en la piel. Pues bien, una persona que además de ser obesa, sea calurosa y tenga manchas en la piel, podrá curarse tomando una solución homeopática de azufre.

La homeopatía es una práctica individualizada al responder cada organismo de forma diferente y al no ser ninguna obesidad igual a otra.

Esta técnica implica una noción diferente de la enfermedad debido a la concepción global del enfermo, que es considerado como una unidad biológica, como un conjunto somatopsíquico, indisociable. Esto quiere decir que no se administran fármacos para aliviar trastornos de órganos concretos (hígado, pulmones, sistema nervioso o articulaciones), sino que el mal es tratado como un todo y las sustancias homeopáticas administradas van dirigidas hacia las energías globales del individuo (físicas y psíquicas) para inducirlo a conseguir el equilibrio roto, o lo que es lo mismo, para recuperar la salud.

¿Cómo nace la homeopatía?

Hipócrates, padre de la Medicina, había apuntado cinco siglos antes de nuestra era la posibilidad de curar por los semejantes, pero esta idea la materializaría siglos más tarde el médico alemán Samuel Hahnemann inspirándose en las ideas de Hipócrates.

Hahnemann fue, a finales del siglo XVIII, el primero en entender que cuando el ser humano enferma, no enferman sus huesos, hígado o estómago, sino la totalidad del organismo.

Diferencias entre la homeopatía y la medicina «oficial»

La diferencia radica en el tipo de medicamentos utilizados. Los remedios homeopáticos nada tienen que ver con los fármacos tradicionales. La homeopatía surgió precisamente por la necesidad de buscar un método curativo y sin la agresividad de los medios usados hasta entonces. Es decir: Que no fueran tóxicos y, por tanto, carecieran de efectos secundarios; que pudieran curar. Este principio parece absurdo cuando es evidente que un medicamento debe curar, pero no lo es tanto si explicamos lo que entendemos por curación: «Devolver al enfermo su capacidad de luchar contra las enfermedades y vencerlas.»

A partir de esta idea, el remedio no es lo que directamente obra sobre la curación, sino que da un estímulo al organismo para que sea éste el que luche y venza la enfermedad.

¿Cómo se obtienen los medicamentos homeopáticos?

Los remedios usados en homeopatía son sustancias que derivan del reino vegetal, mineral o animal. Después sufren el proceso que llamamos de «dinamización y dilución» que consiste en convertir lo que inicialmente era una sustancia química en medicamento físico, o sea, que no actúa por reacción química, sino física, por estímulo energético. El resultado final de la elaboración del remedio es un líquido que contiene la energía de la sustancia inicial, una sustancia infinitesimal de esa sustancia.

El criterio para escoger uno de entre los cuatro mil remedios de que disponemos es el de similitud.

Para la individualización del remedio, la homeopatía buscará información estudiando, por ejemplo, las modalidades de mejoría o de empeoramiento de los síntomas del enfermo según su entorno y sus actos fisiológicos. De esta forma, estudiaremos su comportamiento general, las apetencias o las aversiones alimentarias, los trastornos del sueño, la agitación, las modificaciones del carácter, etc.

También nos interesamos por la morfología del individuo, puesto que en biología, existen relaciones irrefutables entre la morfología de un individuo, sus tendencias patológicas y su comportamiento. Por tanto, a partir de todas estas informaciones, se hará la determinación del remedio homeopático.

La obesidad es contemplada por la homeopatía como «un conflicto metabólico y psíquico sin frontera».

En el cuadro 7 mencionamos muy esquemáticamente algunos remedios que tienen mucha importancia en la obesidad. La dilución o concentración debe ser prescrita por el especialista.

La organoterapia

Fundada en una analogía de los tejidos: «El órgano diluido y dinamizado actúa sobre su homólogo humano para reajustar el funcionamiento perturbado.» Algunos de los órganos regulados son:

— Hipófisis. Estimulante en todos los casos de insuficiencia hormonal.
— Hipotálamo. Regulador del centro del apetito.
— Tiroides. Regula la tiroides en caso de hipotiroidismo.
— Páncreas. Regulador de las funciones digestivas cuando la digestión es lenta y pesada. Disminuye el colesterol y los ácidos grasos. Mejora el hinchazón y la somnolencia después de comer.
— Ovario. Regula las insuficiencias ovarias en la obesidad genital de la mujer.
— Testículo. Mejora la impotencia.

El drenaje

Consiste en estimular uno o varios órganos cuya función es la eliminación. De esta forma, se encuentran abiertas en cierta medida las salidas que permiten eliminar las toxinas del organismo. Así se consigue poner en práctica el gran principio de curar sanando desde las zonas más profundas a las superficiales (véase cuadro 8).

Cuadro 7

REMEDIOS EFICACES EN LA OBESIDAD

Ansiedad bulímica

Argentum nitricum
- Tristeza
- Agitación ansiosa
- Inquietud, precipitación

Arnica
- Deseo irresistible de todo lo dulce
- Traumatismo psíquico
- Individuo indiferente
- Importante en la diabetes

Staphysagria
- Come por indignación
- Come por susceptibilidad
- Come por contrariedades

Ignatia. Es un remedio paradójico, indicado para una persona con carácter contradictorio. Si come sola se siente mal, pero acompañada se lo come todo. Se agrava por disgustos y emociones. Es bueno administrarlo la víspera de luna llena.

Ambra grisea. Remedio para una persona tímida, impresionable. Al mínimo estrés engorda, porque come mucho.

Equilibrio hormonal

Bromum. Remedio de induración de la glándula tiroides. Es muy eficaz en niños con aspecto de viejos e indiferentes.

Iodum. Utilizado en individuos inquietos y preocupados, sobre todo cuando tienen hambre. Estas personas siempre temen una catástrofe.

Cuadro 7 (continuación)

Bulimia constante

Anacardium. Recomendado para el individuo que come siempre, porque comiendo se siente bien. Es un gordito feliz, pero irritable.

Antimonium crudum. Es el remedio de los glotones. Estas personas tienen la lengua blanca saburral y problemas de piel localizados en cara y genitales.

Apetito nocturno

Sulfur. Para el individuo que saca los pies fuera de la cama para no tener calor. Suele ser una persona equilibrada y come fundamentalmente a las 11 y 18 h.

Sulfur iodatum. Remedio pra frioleros y pesimistas.

Picoteo

Sepia. Es un gran remedio hepático. Recomendado para los que tienen malas digestiones y sufren de hemorroides.

Bulimia por tener dolor de estómago

Phosphorus. Para el individuo generalmente delgado que tiende a tener un grueso abdomen.

Natrum carbonicum. Para el individuo con crisis de ansiedad a las cuatro de la mañana.

Obesidad paramenopáusica

Natrum sulfuricum. Mujer con edema por tener un metabolismo de agua perturbado. Hipersensibilidad a la humedad y a los cambios de tiempo. Es friolero y mejora con el calor.

Thuya. Es el gran hidrogenoide. Sensible al frío húmedo. Padece dolores de cabeza y articulaciones que se agravan con el calor y mejoran con el movimiento.

Cuadro 7 (continuación)

Obesidad circulatoria

Pulsatilla. En individuos que tienen trastornos circulatorios con estasis venoso, la piel adopta color violáceo.

Hamamelis. Para los casos de congestión venosa pasiva, con hemorroides.

Aesculus. Es un gran tónico venoso. Para el que está afectado de hemorroides, estreñimiento o congestión portal.

La organometría funcional

El doctor Voll desarrolló un método de diagnóstico y tratamiento en los años cincuenta, comprobando bioelectrónicamente los principios en que se basan la acupuntura, la homeopatía y la terapia neural y demostró cómo todas estas terapias desencadenan su acción gracias a cambios en potenciales celulares.

Las investigaciones del doctor Voll se basan en los siguientes postulados:

— La medicina tradicional china habla del concepto «energía».

— La homeopatía también se refiere a una serie de fuerzas curativas que se desencadenan en los remedios.

— Todas las medicinas biológicas han hablado siempre de que en el hombre hay «energías que al descarriarse producen algún tipo de enfermedad». Si todo es fuerza y energía, son potenciales electromagnéticos, y, por tanto, sería posible cuantificarlos adecuadamente. Basado en esta conclusión construye junto con varios ingenieros electrónicos, un aparato llamado Dermatron capaz de informar de los potenciales electromagnéticos que son generados por el organismo.

A partir de esta información se pueden sacar conclu-

Cuadro 8

TIPOS DE DRENAJES Y FUNCIONES
EN RELACION CON LA OBESIDAD

Hepatovesicular

Taraxacum. Estreñimiento con heces blandas.
Carduus marianus. Litiasis, vómitos ácidos.
Chelidonium. Dolor en omoplato derecho, buen regulador de vesícula.

Hepatorrenal

Berberis. Litiasis urinaria.
Solidago. Drena también el intestino. Heces mucosas.

Hepatogástrico

Nux vomica. Aerofagia y estreñimiento con espasmos.
Ipeca. Gastritis por una insuficiencia hepática.

Pancreatoesplénico

Iris versicolor. Heces líquidas. Vómitos ácidos biliosos.
Ceanothus. Diarreas, gases, con neuralgia en hipocondrio derecho.
China. Gases de cintura hacia abajo.
Carbo vegetabilis. Gases de la cintura hacia arriba.

siones sobre el estado orgánico, funcional y energético del órgano correspondiente.

Es decir, con la organometría es posible hacer muchas veces un diagnóstico antes de que aparezcan los primeros síntomas clínicos de la enfermedad. Es fácil comprender que en este estado previo la terapia puede obtener resultados mucho mejores que cuando ya se ha originado un daño orgánico irreparable.

También se puede determinar si un fármaco homeopático es capaz, por su frecuencia de resonancia, de normalizar una medición patológica sabiendo que ese remedio es el adecuado.

Esto es de gran interés en el diagnóstico y el tratamiento de la obesidad, ya que con el Dermatron no sólo somos capaces de detectar pequeñas alteraciones funcionales de las glándulas endocrinas, sino que es muy útil a la hora de elaborar el tratamiento homeopático para cada paciente obeso.

Resumiendo, podemos decir que con el Dermatron estamos midiendo la respuesta del organismo a impulsos normales, es decir, dando y recibiendo información. También podemos descubrir las más sutiles alteraciones energéticas que preceden la enfermedad, con lo que estamos haciendo una medicina preventiva individualizada basada en diagnósticos integrales.

La terapia organoembrionaria

Consiste en la implantación, por diversas vías, de células o tejidos que proceden de embriones de animales bovinos seleccionados con una edad inferior a los tres meses.

La idea de que se podría lograr la curación de enfermedades por medio de la incorporación de órganos sanos provenientes de animales es tan antigua como la medicina misma. Aristóteles enumeró una serie de preparaciones curativas formuladas a base de productos animales. Paracelso dijo: «El corazón cura el corazón, el riñón cura el riñón, lo similar sano cura lo similar enfermo.»

Otros investigadores como Filatov, Voronov o Alexis Carrel sentaron las bases científicas de lo que hoy se conoce como *terapia celular.* Sin embargo, sólo alcanzó difusión mundial con el profesor Paul Niehans, quien inyectó las paratiroides de una oveja recién sacrificada a una paciente moribunda, en la cual ese órgano había sido dañado accidentalmente. El espectacular éxito obtenido (la paciente salió instantáneamente de su crisis de tetania mortal) incitó a Niehans a consagrar el resto de su vida a la investigación y las aplicaciones clínicas de la terapia organoembrionaria.

Después, bajo el impulso de prestigiosos médicos y sociedades científicas, la organoterapia se ha desarrollado progresivamente y miles de enfermos han sido tratados ya con numerosas curaciones espectaculares.

Actualmente, algunos servicios hospitalarios utilizan el injerto de órganos embrionarios para favorecer la reconstitución de tejidos lesionados por enfermedades adquiridas (Parkinson), o bien congénitas (deficiencia inmunitaria).

Esta terapia parte de que las células de determinadas glándulas y órganos, inyectadas en el hombre, estimulan sus glándulas y órganos homónimos o curan sus enfermedades. Esta teoría pudo demostrarse en los últimos años con ayuda de inyecciones de tejido celular marcado radiactivamente. Las células marcadas han sido encontradas en el órgano correspondiente.

En el caso de la obesidad se consiguen excelentes resultados, pero su costo suele ser elevado.

Entre los extractos embrionarios más importantes utilizados en el tratamiento de la obesidad destaca el hipotálamo, por su acción como regulador del eje endocrino y del SNC.

Se trata de una estimulación organo-específica basada esencialmente en el efecto revitalizante, consiguiendo el restablecimiento de una función normal del organismo, ya se trate de un hipofuncionamiento, un hiperfuncionamiento o un envejecimiento prematuro.

También tenemos que destacar el páncreas como órgano director y que actúa como «llave» en todos los tipos de obesidad.

La fitoterapia

Hablar de los orígenes en la utilización de plantas medicinales con fines terapéuticos, tanto por vía interna como tópica, es perderse en la noche de los tiempos. Es cierto que esta sabiduría transmitida a través de generaciones y recopilada por diversos autores, no sólo no ha perdido vigencia, sino que constituye la base de la farmacoterapia actual.

Para introducirnos en la fitoterapia habrá que hablar no sólo de la importancia que tiene saber reconocer una determinada planta, también habrá que conocer la familia, la especie, la variedad, el terreno ideal para su desarrollo, etc... Es decir, poseer unos conocimientos botánicos para conseguir un mayor beneficio de sus virtudes.

La primera manipulación que se produce sobre la planta es la recogida de la misma. Esta debe efectuarse en la época en que la planta es más rica en principios activos, sin olvidar los ritmos propios de la especie en cuestión. Habrá que observar un horario determinado, al amanecer o al atardecer, que dependerá de cada variedad.

Las plantas deben ser silvestres, libres de pesticidas y alejadas de grandes centros urbanos. Seleccionaremos las partes que nos interesen, es decir, aquellas que guardan las propiedades medicinales buscadas, ya sean la raíz, las hojas, las flores, el fruto, etc. (véase cuadro 9).

El paso siguiente, salvo que vayamos a preparar tinturas madres, es el secado para evitar que los propios fermentos vegetales destruyan los principos activos, procurando no hacerlo a pleno sol para evitar la pérdida de elementos volátiles. Una vez que esté bien seca se guardará en recipientes herméticos, a ser posible, opacos y protegidos de la humedad.

Una vez que disponemos de la planta seca, habrá que observar unos determinados procedimientos para aprovechar su acción curativa, denominados «métodos de extracción». Entre ellos cabe mencionar: trituración, infusión, decocción, extracción de jugos, maceración, nebulizado, etc.

Los fitoterapeutas modernos (médicos, farmacéuticos y botánicos) estudian y conocen cada día más los principios activos de las plantas y, basados en la experimentación clínica, su acción terapéutica y su grado de inocuidad.

El tratamiento fitoterapéutico de la obesidad, estará encaminado a reequilibrar el ecosistema interno y para ello deberemos individualizarlo. Por ello, encontraremos obesidades que cursen con retención de líquidos, estreñimiento, ansiedad, flatulencia, digestiones pesadas, etc. El tratamiento, por tanto, deberá ser específico para cada caso.

A continuación, estableceremos tres casos de fórmulas fitoterapéuticas utilizadas en pacientes obesos, a modo de ejemplo.

Caso 1

Mujer ansiosa, con insuficiencia hepática, estreñimiento y obesidad generalizada.

A) Extracto seco de passiflora .... 50 mg
Extracto seco de valeriana .... 50 mg
Extracto seco de boldo .... 60 mg
Extracto seco de cardo mariano .... 100 mg
Extracto seco de alcachofa .... 150 mg
Goma guar .... 200 mg

Cuadro 9

PLANTAS DE INTERES EN LA FITOTERAPIA

Diuréticos

Cola de caballo (*Equisetum arvense*)
Abedul (*Betula alba*)
Maíz (*Zea mays*)
Té de Java (*Ortosiphon*)
Reina de los prados (*Spirea ulmaria*)
Olivo (*Olea Europaee*)
Rabo de cerezo (*Prunus avium*)
Fresno (*Fraxinus excelsior*)
Grosella (*Ribes nigrum*)
Pilosella (*Hieracium pilosella*)
Saúco (*Sambucus nigra*)

Laxantes

Corteza de cáscara sagrada (*Cortex rhamnus pursiana*)
Corteza de Frángula (*Ramnus frangula*)
Hojas de Sen (*Cassia angustifolia*)
Tamarindo (*Tamarindus indica*)
Endrino (*Prunnus spinosa*)
Agar-agar (*Gelidium amansii*)
Zaragatona (*Plantago ovata*)

Depurativos

Fumaria (*Fumaria officinalis*)
Diente de león (*Taraxacum dens leonis*)

Estimulantes del metabolismo

Fucus (*Fucus vesiculosus*)
Spirulina

Cuadro 9 (continuación)

Antiflatulentos

Hinojo (*Foeniculum vulgare*)
Angélica (*Angelica archangelica*)
Anís verde (*Pimpinella anisum*)
Menta (*Mentha piperita*)
Aquilea (*Achillea millefolium*)

Protectores hepáticos

Alcachofa (*Cynara scolymus*)
Boldo (*Peumus boldus*)
Cardo mariano (*Sillybum marianum*)
Fumaria (*Fumaria officinalis*)
Diente de león (*Taraxacum dens leonis*)
Romero (*Rosmarinus officinalis*)

Inhibidores del apetito

Agar-agar (*Gelidium amansii*)
Goma Guar
Pectina de manzana
Galactona
Semilla de Guaraná (*Paullinia cupana*)

Ansiolíticos

Azahar (*Citrus aurantium*)
Tila (*Tilia plaatyphyllos*)
Pasiflora (*Passiflora incarnata*)
Espino albar (*Crataegus oxyacantha*)
Valeriana (*Valeriana officinalis*)

Antiflebíticos-Tónicos venosos

Brusco (*Ruscus aculeatus*)
Meliloto (*Melilotus officinalis*)
Ginkgo (*Ginkgo biloba*)

Cuadro 9 (continuación)

Castaño de Indias (*Aesculus hippocastanum*)
Centella (*Centella asiática*)
Ciprés (*Cupressus sempervirens*)
Hamámelis (*Hamamelis virginiana*)
Hiedra (*Hedera helix*)
Vid roja (*Vitis vinifera*)

Antiasténicos tónicos generales

Eleuterococo (*Eleuterococcus senticosus maxim*)
Ginsén (*Panax ginseng*)
Nuez de cola (*Cola acuminata*)

B) Cáscara sagrada, polvo .... 70 mg
Extracto seco de fucus .... 150 mg
Extracto seco de spirulina .... 100 mg
Extracto seco de orthosifon .... 200 mg

Posología: Tomar una cápsula de cada, tres veces al día.

Caso 2

Obesidad con celulitis localizada, estasis venoso, retención de líquidos y cierto sedentarismo.

A) Extracto seco de passiflora .... 50 mg
Extracto seco de valeriana .... 50 mg
Extracto seco de fumaria .... 150 mg
Extracto seco de diente de león .... 150 mg
Extracto seco de ruscus .... 50 mg
Extracto seco de viña roja .... 50 mg
Extracto seco de abedul .... 100 mg

B)	Extracto seco de fucus	150 mg
	Extracto seco de spirulina	100 mg
	Extracto seco de pilosella	100 mg
	Polvo de cáscara sagrada	50 mg
	Extracto seco de maíz	50 mg
	Extracto seco de orthosifon	200 mg
	Extracto seco de eleuterococo	60 mg
	Extracto seco de ginsén	50 mg

Posología: Tomar una cápsula de cada, tres veces al día.

Caso 3

Hombre de cuarenta años, desarrolla una profesión liberal u ocupa un alto cargo en una empresa.

Su trabajo es eminentemente intelectual, las comidas de negocios son copiosas y frecuentes, bebe alcohol y retiene líquidos. Presenta somnolencia después de comer. Tiene tendencia a la hipertensión y al estreñimiento. Con frecuencia la tensión nerviosa que debe mantener durante el día no le permite descansar por las noches y ese cansancio frena su actividad al día siguiente. Presenta una obesidad abdominal.

A)	Extracto seco de eleuterococo	100 mg
	Extracto seco de ginsén	100 mg
	Boldo, polvo	50 mg
	Extracto seco de alcachofa	50 mg
	Extracto seco de cola de caballo	150 mg
	Extracto seco de abedul	100 mg
	Goma guar	150 mg

B)	Corteza de cáscara sagrada, polvo ...	150 mg
	Extracto seco de passiflora	50 mg
	Extracto seco de crataegus	50 mg
	Extracto seco de valeriana	20 mg
	Extracto seco de melissa	30 mg
	Extracto seco de castaño de Indias ..	20 mg
	Cardo mariano, polvo	60 mg

Posología: Tomar una cápsula A media hora antes del desayuno y la comida, y una cápsula B media hora antes de la cena.

A veces, a estas fórmlas fitoterapéuticas se les incorpora oligoelementos, que actúan como biocatalizadores para que las reacciones de síntesis hormonal se realicen con mayor facilidad, pero de forma puramente fisiológica. Resultan de vital importancia en el tratamiento de la obesidad el zinc, cobre, litio, manganeso, selenio, molibdeno, etc.

VI. LA REEDUCACION FISIOLOGICA

La reeducación fisiológica como método de mantenimiento

El sistema de reeducación fisiológica consiste en una serie de métodos prácticos, aplicados en cortos períodos de tiempo, para corregir y reeducar la fisiología de algunos órganos que han quedado desequilibrados durante los años en que se ha sido obeso. Tales desequilibrios son los causantes de que se vuelva a recuperar el peso perdido, a pesar de haberse reequilibrado por completo todo el sistema glandular o «cascada endocrina», sea por medio de homeopatía, fitoterapia, acupuntura, auriculoterapia, etc.

Una vez aprendidos y aplicados los métodos prácticos de reeducación fisiológica, el ex obeso tiene aprendida la sistemática, puede aplicarla en muy breves períodos de tiempo, consiguiendo la reeducación y el peso ideal para toda su vida. Tan sólo un nuevo desequilibrio a nivel endocrino (embarazos, enfermedades, intervenciones quirúrgicas, estrés, etc.) podría llevarle de nuevo a ser obeso, pero tal problema sería fácil solucionarlo con cualquiera de los métodos ya referidos de reequilibrio glandular.

Sin embargo, cuando terminamos un tratamiento de adelgazamiento en que las pequeñas disfunciones glandulares han quedado corregidas, los malos hábitos suelen instalarse de nuevo y son éstos los que hacen que se vuelva a engordar. Por eso, cuando se aplica por segunda vez un tratamiento regulador glandular (fitoterapia, homeopatía, etc.) el resultado es muy inferior al obtenido la primera vez, ya que mientras en esa primera ocasión corregimos el desequilibrio glandular y los malos hábitos, en la segunda ocasión el sistema glandular suele continuar corregido (estaríamos «arreglando lo arreglado», lo que no conduce a cambio alguno) y la vuelta al sobrepeso se ha debido casi exclusivamente a la adquisición de los malos hábitos.

Pero no es ése el único factor que contribuye al no mantenimiento del peso ideal logrado. La teoría de la reeducación fisiológica considera que, como consecuencia del desequilibrio endocrino que en su momento hubo, y como consecuencia también de los malos hábitos mantenidos durante años, existe una serie de órganos que han quedado «malfuncionantes» o con «mala educación fisiológica» y sin cuya reeducación es imposible mantener el peso logrado, por muy reequilibradas que hayan quedado las glándulas de secreción interna.

Los órganos que tendremos que reeducar son: estómago, riñón, intestino y páncreas. Además, no es normal que se den los cuatro desajustes (gástrico, intestinal, renal y pancreático) simultáneamente en una misma persona. Por tanto, cada uno deberá individualizar su problema según los principios prácticos que se exponen en cada caso.

Las paredes musculares del estómago están dotadas de receptores de distensión que «avisan» al sistema nervioso central (SNC) cuando el estómago está lleno. La respuesta del SNC es la desaparición del hambre, lo que se conoce en Fisiología como *reflejo de saciedad.*

Tiene que darse una determinada tensión en las paredes del estómago para que se ponga en marcha todo el mecanismo. Lógicamente, si se trata de un estómago muy grande, necesitará que entre mucho alimento para llegar a la presión crítica que ponga en marcha el reflejo de saciedad. Si el estómago es muy pequeño, con poco alimento sus paredes sufrirán la suficiente distensión y la saciedad aparecerá pronto.

Los pediatras recomiendan una y otra vez que no se alimente al niño hasta la saciedad, y que se le deje siempre con algo de hambre. De esta forma su estómago no se agrandará indebidamente y el día de mañana su respuesta al llenado gástrico será correcta. De esta forma habremos evitado que sea obeso.

En la persona estresada todo se hace a más velocidad de lo normal. Tan rápidos suelen ser comiendo que no dan tiempo a que se dispare el reflejo de saciedad. Cuando por fin se inicia el reflejo, su estómago está a punto de estallar, con la consiguiente hipertrofia de las paredes musculares del estómago, que le provocará obesidad.

Hay que evitar que el estómago se hipertrofie y se desproporcione con respecto a nuestras necesidades calóricas reales y nos lleve a la obesidad, para lo que hay que tener en cuenta algunas medidas (véase cuadro 10).

Todo esto está muy bien para evitar que el estómago

Cuadro 10

MEDIDAS PARA EVITAR LA HIPERTROFIA DEL ESTOMAGO Y LA OBESIDAD
Comer despacio.
Masticar bien.
Evitar el estrés.
Tomar comidas fáciles de digerir.
Evitar las bebidas gaseosas y los alimentos flatulentos, ya que hipertrofian las paredes musculares del estómago.
Comer siempre a las mismas horas y procurar un llenado gástrico regular en las comidas.
Beber algún líquido fresco de vez en cuando, porque sacian el apetito y provocan el acortamiento de las fibras musculares de las paredes del estómago.
Adecuar la cantidad de alimentos ingeridos al tipo de actividad física desarrollada.

se hipertrofie. Pero, ¿qué hacer cuando todo eso ya ha ocurrido? Lógicamente el problema es doble: adelgazar lo engordado y reducir la capacidad gástrica, si queremos que el resultado sea duradero. Ambos objetivos se pueden ir procurando a la vez. El profesor Geliebter y su equipo consiguen en sus pacientes reducciones de hasta dos tercios (reducen el estómago a la tercera parte de su capacidad en tan sólo veinte días) (véase cuadro 11).

La reducción gástrica es un proceso no sólo inocuo, sino sanísimo y depurativo, que garantiza durante mucho tiempo el mantenimiento del peso, porque necesita poca comida para saciarse. Pasarán meses o años hasta que vuelva a tener la capacidad gástrica que tenía, y para evitar que eso ocurra, bastará hacer una semana de pauta de reducción gástrica, cada vez que considere

Cuadro 11

METODO DEL DOCTOR GALIEBTER PARA REDUCIR LA CAPACIDAD GASTRICA
1. Duración: Veinte días*. 2. No tomar ninguna bebida gaseosa. 3. No comer pan ni féculas. 4. Tomar muy poca grasa. 5. Beber mucha agua bien fría, tanto antes, durante y después de las comidas, hasta totalizar de dos a tres litros diarios**. 6. Todo lo que coma deberá ser en forma de puré. 7. Hacer cinco comidas pequeñas, en vez de las tres grandes que suelen ser habituales. 8. Los purés nunca deberán estar calientes, sólo tibios; pero antes de tomarlos, deberá beber un vaso de agua fría y después, otro. 9. Al menos dos, de estas comidas de puré, serán sustituidas por zumo de naranja frío o leche o yogur. 10. Tan sólo al acostarse está permitida una infusión de tila o manzanilla caliente. * La primera vez que se haga deberá durar veinte días. Si más adelante se detecta que las cantidades necesarias para saciarse son mayores, bastará con repetir durante sólo una semana. ** Cada vez que sienta hambre entre comidas, deberá beber agua fría lentamente.

que lo que come es excesivo para su actividad o que tarda mucho en saciarse.

El proceso puede resultarle algo sacrificado, pero realmente merece la pena. El resultado es muy duradero.

Recuerde siempre que el mejor anorexígeno que existe es un estómago pequeño que se sacie con poca cantidad de alimentos.

El riñón

El *riñón* es un órgano que se acostumbra muy bien, tanto a los buenos como a los malos hábitos. Estos últimos hacen que haya una escasa diuresis, una deficiencia de eliminación, que supone retenciones de líquidos que hacen que se acumulen en los tejidos las toxinas que nuestro organismo genera como resultado final de los alimentos (ácido úrico, láctico, urea, etc.). La presencia de estos tóxicos es perjudicial en muchos aspectos y mantiene al organismo en un estado de autotoxicidad, y además, lo predispone a tener cálculos renales. También la presencia de estas sustancias en el líquido extracelular atrae cada vez más líquido, entrando en un círculo vicioso que hace cada vez más abultados los edemas y más difícil el retorno venoso.

Lo peor de todo es que este líquido estancado sirve para que los adipocitos se puedan expandir a placer, con la consiguiente hipertrofia de todo el tejido adiposo. De esta manera el espacio que empieza ocupando el agua lo termina rellenando la grasa.

Además de perjudicar la salud en numerosos aspectos, orinar poco predispone y genera obesidad, y beber mucho agua es siempre muy bueno, ya que constituye un excelente «lavado» del organismo, depurando a éste de todo tipo de toxinas. Sin embargo, un factor muy importante a tener en cuenta es la sal; porque si se toma mucho agua, pero se consume también mucha sal, el agua queda retenida en el organismo.

Existe otro factor importante que puede hacer que

la persona no orine bien, y es llevar un tipo de vida sedentario, trabajando durante muchas horas sentado y moviéndose poco. Otras veces, el estrés hace postergar ir al baño, aguantando las ganas de orinar. Esto hace que poco a poco el riñón se vaya «maleducando», terminando por no sentir el reflejo de la micción, y que personas que no tienen ninguna patología renal orinen únicamente dos o tres veces al día.

Por tanto, una vez conseguido el adelgazamiento, es conveniente mejorar la eliminación renal. Ello se consigue de la siguiente forma:

1. Duración: veinte días.
2. Tomar durante esos días muy poca sal y mucha agua (2-3 litros como mínimo).
3. Por muy ocupado o estresado que esté, no aguante nunca las ganas de orinar.
4. A partir de la hora en que se levante (momento en que orina por vez primera en el día) procure ir al baño cada 2-3 horas (como mínimo 7-8 veces por día). Si son más, no se preocupe: su organismo se lo agradecerá. Si no tiene ganas de orinar, vaya de todas formas, abra el grifo del lavabo y oiga caer el agua...
5. No tome durante esos días ningún diurético.
6. En lo sucesivo, una vez reeducado el riñón, la única regla que deberá seguir será no aguantar jamás las ganas de orinar ni dejarlo para luego. Acostúmbrese a beber mucho agua y no se exceda en la sal.

El intestino delgado y el colon

En la absorción de los alimentos por el intestino delgado intervienen unas moléculas especiales contenidas en los jugos pancreático y biliar, que reciben el nombre de *enzimas* y que están especializadas en hidrolizar (romper) las moléculas de que están constituidos los alimentos: hidratos de carbono, grasas y proteínas. Se habla de *sacarolisis, proteolisis* y *lipolisis.* Pero esta capacidad de las enzimas para romper las moléculas de los alimentos es totalmente específica, de tal manera que la enzima útil para hidrolizar los hidratos de carbono (o azúcares) no lo es para las proteínas o las grasas, por ejemplo.

Lo normal es que en una persona de dieta equilibrada se den los tres grupos de enzimas a la vez, pero si se trata de una persona que ingiere predominantemente hidratos de carbono, su dotación enzimática se especializa y las enzimas sacarolíticas son las más abundantes. Algo parecido ocurriría con los otros dos tipos de enzimas, si la dieta es fundamentalmente grasa o proteica. Este hecho permite «engañar» al intestino y dejarlo en una situación de mala absorción relativa. Por ejemplo, si una persona está entre 24 y 36 horas alimentado exclusivamente de proteínas, en su intestino tiene lugar una proliferación tal de enzimas proteolíticas que digieren incluso el resto de las enzimas, con lo que, si la comida siguiente a este período proteico es una comida rica en azúcares, no habrá apenas enzimas en el intestino delgado para digerirlos, y se perderán en las heces prácticamente sin ser absorbidos.

Este estado de mala absorción relativa y momentánea suele tener una duración de dos o tres días. Por tanto, si hacemos que la dieta del jueves sea proteica, nos garantizamos una mala absorción que suele durar hasta el fin de semana en el que más se alterna y se come.

Con estos «trucos» estamos jugando a engañar al intestino delgado creando una mala absorción relativa, debido a que siempre hay una destrucción de enzimas que deja desprevenido al intestino para el siguiente alimento. Por supuesto, que esto no presenta daño alguno para el organismo; al contrario, suele ser beneficioso para la salud y mejora el estreñimiento.

La velocidad de tránsito intestinal es otro factor de decisiva importancia en la génesis y el mantenimiento de la obesidad, ya que, según sea la velocidad a la que los alimentos pasan por el intestino delgado, así será la absorción, con lo que si la velocidad de tránsito es muy lenta, la absorción de los alimentos ingeridos es muy completa, y, por tanto, el aporte calórico de lo ingerido será mayor.

La frecuencia de defecación tiene tanta importancia como la de la micción, ya que el colon o el intestino grueso también tienen cierta capacidad de absorción, y cuando los desechos de la alimentación ya digerida permanecen más tiempo del debido en el colon dan lugar a putrefacciones y a cúmulos de sustancias tóxicas que son absorbidas y mantienen al organismo en un estado de autotoxemia que produce malestar general, jaquecas, etc.

El organismo debe habituarse a evacuar regularmente y, por lo general, al levantarse, ya que después de la inactividad de la noche, al comenzar a moverse, empiezan a desarrollarse todos los reflejos, tanto motrices como viscerales. Es, por consiguiente, el momento más propicio para que se produzca la necesidad de defecar.

En el momento en que este hábito horario se pierde por el tipo de vida, viajes, cambios en las comidas, etc., entonces comienza la constipación instestinal o estreñimiento, con toda una serie de problemas. Por ello, es recomendable que, se esté donde se esté, o se lleve la vida que se lleve, se procure ir al baño a la misma hora, para no perder el hábito, o para recuperarlo si se ha perdido.

Cuando, después del ayuno de la noche, tomamos el

Cuadro 12

PROCESO PARA REEDUCAR EL INTESTINO
— Masticar bien los alimentos. — Beber mucha agua, de 2 a 3 l/día. Es bueno para todo. — Incorporar a la dieta alimentos ricos en fibra: verduras, legumbres, etc. — Procure defecar una vez al día y siempre a la misma hora, preferentemente al levantarse. — Efectuar unas 10-15 flexiones abdominales al levantarse. — Desayunar con un vaso de zumo de naranja (que sea lo primero que llegue al estómago), café o té. Podrá tomar pan integral como alimento sólido. — Un día a la semana, preferentemente el jueves, haga una dieta exclusivamente proteica (véase cuadro 13).

primer alimento de la mañana, al llegar éste al estómago, pone en marcha otro reflejo visceral que hace que se movilice todo el contenido intestinal, que se agilice el tránsito y, en definitiva, que se movilice el colon y se produzca la defecación. Es lo que se conoce como reflejo gastroenterocólico (el estímulo de comer origina por vía refleja la necesidad de defecar). La irregularidad en los desayunos y el hábito de «picar» entre las comidas hace que esté llegando todo el día alimento al estómago, con lo que continuamente están llegando señales al colon, que finalmente se hace el «sordo» a los mensajes que le llegan del estómago, produciéndose el estreñimiento (véase cuadro 12).

Este plan de reeducación intestinal lo debe seguir

Cuadro 13

DIETA PROTEICA

Desayuno:

— Un café o té con sacarina.

— Un trozo de queso fresco (50-100 g) o una loncha de jamón de york, o un huevo duro o pasado por agua.

Almuerzo:

— Una de estas tres cosas:

Un filete de cualquier tipo de carne, a la plancha (150 g máximo).

Una tortilla de dos huevos, o dos huevos duros.

Unos 150 g de cualquier tipo de pescado a la plancha o hervido, con poco aceite y poca sal.

— Un consomé o caldo de ave, o un yogur.

Cena

— Un consomé o caldo de ave, o un yogur.

— Una loncha de jamón york o 3 ó 4 albóndigas de carne, o una hamburguesa.

Alimentos prohibidos:

— Todas las frutas.

— Pan, dulces, leche y patatas.

— Bebidas gaseosas y/o azucaradas.

Condimentos:

— Poco aceite, poca sal y poco picante.

— Limón, mantequilla, ajo, perejil.

— Mayonesa o catchup (una cucharada en almuerzo).

hasta volver a la normalidad en la defecación, aunque los consejos los debe aprender para seguir con el intestino en forma, y evitar volver a subir de peso.

El páncreas

El páncreas no es un órgano susceptible de reeducar, ya que no es de los que se habitúan bien o mal, sino que, sencillamente, según las circunstancias de cada día o de cada hora, funciona de una manera determinada. Cuando el páncreas se agota por un mal régimen alimenticio a lo largo de mucho tiempo, lo que provoca es la aparición de diabetes tipo II o adquirida, conocida como diabetes de la edad adulta, con sus excesos de glucosa en sangre y, la mayoría de las veces, con su correspondiente obesidad.

El centro del hambre reside en los núcleos laterales del hipotálamo, en los que existen unos receptores especializados en detectar el nivel de glucosa en la sangre (glucorreceptores). Cuando se produce un gasto rápido de glucosa como consecuencia de una intensa actividad física (muscular) o mental (nerviosa), son estos glucorreceptores de los núcleos laterales del hipotálamo los encargados de detectar dicho descenso de glucosa y provocar, por vía refleja, la sensación que denominamos hambre. Se produce una especie de síndrome de abstinencia que origina, además de un deseo desaforado de comer, una serie de síntomas como mareos, jaquecas, etc.

¿Cómo evitar esos bajones de glucosa? Muy fácil: siguiendo estas sencillas recomendaciones:

— Hacer un buen desayuno (aunque haya que madrugar), un almuerzo normal y una cena ligera (que además ayuda a dormir mejor).

— Respetar las horas de las comidas para evitar los bajones de glucosa.

— Si, aun así, se produce a media tarde un «deseo desaforado» de azúcar, recomiendo tomar a media mañana y a media tarde un café o un té con azúcar, o bien fruta o miel.

RELACION DE CUADROS

RELACION DE FIGURAS

BIBLIOGRAFIA

Bachmann, R. M, *Rheumaschmerzen natürlich behandeln,* Gräfe und Unzer, 1987.

Bontboul, G., y Coulombié, J. F., *La cellulite,* Editions Sauramps médical, 1988.

Bourdiol, R. J., *Eléments d'auriculothérapie,* Editions Maisonneuve, 1980.

Brusco O., *Compendio de nutrición normal,* López Libreros, 1980.

Cohen, H., *Obésité et acupuncture,* Editions Maisonneuve, 1988.

Corbel, D., *Mésothérapie et cellulite,* Editions Masson, 1991.

Cormillot, A., *El arte de adelgazar,* Javier Vergara, 1988.

Chaucard, C., *La cellulite,* Editions Encre, 1991.

Dosch, P., *Manual of Neural Therapy according to Huneke,* Hang Publishers, 1984.

Flade, S., *Allergien natürlich behandeln,* Gräfe und Unzer, 1989.

Fournier, P. F., *Body sculturing,* Samuel Roef, 1987.

Garrow, J. S., *Obesity and related diseases,* Churchill Livingstone, 1988.

Hay, Walb, *L'alimentation dissociée d'après Hay,* Editions Karl F. Hang Verlag, Heidelberg, 1981.

Henry, R., La thérapeutique cellulaire, Editions Maloine, 1977.

Illouz, I. G., *La sculpture chirurgicale et la lipoplastie,* Editions Arnette, 1989.

Kenyon, J., *Modern Techniques of Acupuncture,* Thorsons Publishers Limited, 1985.
Kohler, B., *Bioenergía ultrafina,* Brugemann Institut, 1991.
Morell, F., *Terapia Mora.* Hang Verlag, 1987.
Moron, J., *Guide practique des obésités,* Editeur Maloine, 1974.
Nogier, P., *De la Auriculoterapia a la Auriculomedicina,* Editions Maisonneuve, 1985.
Pfeiffer, A., *Magen-Darm Beschwerden natürlich behandeln,* Gräfe und Unzer, 1987.
Reckeweg, H., *Homotoxicología,* Menaco Publishing Company, 1986.
Rilling, S., y Viebaun, R., *The use of ozone in medicine,* Hang Publishers, 1987.
Ruasse, J. P., *L'approche homéopathique du traitement des obésités,* Editions Louis-Jean, 1988.
Sal, J., *Les oligoéléments catalyseurs,* Editions Maloine, 1980.
Shelton, M., *Les combinaisons alimentaries et votre santé,* Editions La Nouvelle Hygiène, Le Courrier du Livre, París, 1982.
Tetau, M., *Traité de diététique homéopathique,* Editions Similia, 1988.
Tremolières, J., *L'homme et son alimentation,* Science et vie, 1980.
Van Hellemont, *Compendium de Phytotherapie,* Editions Association Pharmaceutique Belgé, 1986.
Voll, E., *Interrelations of odontons and tousils to organs fields of disturbance and tissue systems,* Medizinisch Literarische Verlagsgesellschaft, 1978.
Werner/Voll, *Elektroacupunktur-Fibelm,* Medizinisch Literarische Verlagsgesellschaft, 1978.